HYGIÈNE

DES MAINS ET DES PIEDS.

ENCYCLOPÉDIE HYGIÉNIQUE

DE LA BEAUTÉ,

Par A. DEBAY.

Chez Garnier frères, libraires-éditeurs, Palais-National, Paris.

Voici les titres des ouvrages de cette collection éminemment utile, dont les journaux ont fait l'éloge, et que les dames ont dénommée les *Classiques du boudoir.*

HYGIÈNE COMPLÈTE DES CHEVEUX ET DE LA BARBE (deuxième édition). 2 fr.

HYGIÈNE DU VISAGE ET DE LA PEAU. 2 fr.

HYGIÈNE DES PIEDS ET DES MAINS, DE LA POITRINE ET DE LA TAILLE. 1 fr. 50

HYGIÈNE DE LA VOIX. 1 fr. 50

HYGIÈNE ET PERFECTIONNEMENT DE LA BEAUTÉ HUMAINE 2 fr.

HYGIÈNE DES BAIGNEURS. 1 fr 50

HYGIÈNE DU MARIAGE (partie physiologique et partie morale), 2 volumes (ouvrage des plus remarquables), 2e édition. 4 fr. 50

LES PARFUMS ET LES FLEURS considérés comme auxiliaires de la beauté (convenant à tous les âges), deuxième édition. 2 fr. 50

L'ART DE TEINDRE SANS DANGER LES CHEVEUX ET LA BARBE. 75 c.

PHYSIOLOGIE DES PERFECTIONS ET BEAUTÉS DE LA FEMME (sous presse) 2 fr. 50 c.

LES MÉTAMORPHOSES HUMAINES, 12 gravures (ouvrage des plus curieux). 3 fr.

HYGIÈNE

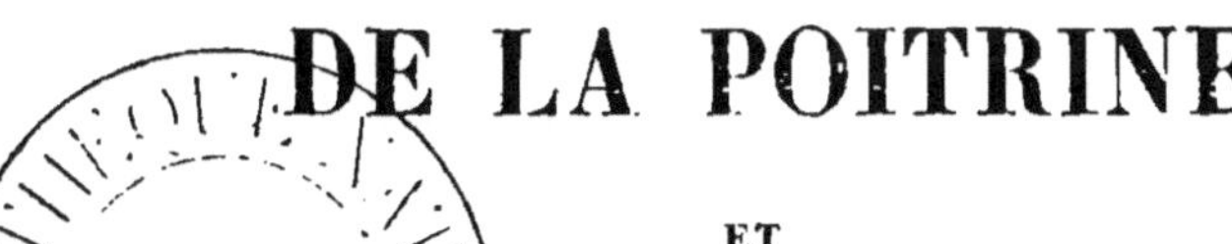

DES MAINS ET DES PIEDS

DE LA POITRINE

ET

DE LA TAILLE ;

INDIQUANT

Les Moyens de conserver leur beauté, de combattre leurs vices et de redresser leurs imperfections.

Ouvrage faisant suite à l'*Hygiène des Cheveux* et à l'*Hygiène du Visage et de la Peau*.

PAR A. DEBAY.

PARIS,
CHEZ GARNIER FRÈRES, LIBRAIRES-ÉDITEURS,
Palais-National.

1851

Ce petit ouvrage fait suite et complète deux autres ouvrages intitulés : *Hygiène des Cheveux*, — *Hygiène du Visage et de la Peau*, où se trouve consigné tout ce qui est relatif à la conservation de la beauté et au redressement des imperfections de la tête. L'*Hygiène des Pieds et des Mains, de la Poitrine et de la Taille*, énumère, avec détail, les conditions de beauté de ces organes et les moyens de conservation; les irrégularités de direction, de forme et de couleur; les nombreuses affections qui peuvent altérer les tissus osseux et cutané; les déviations, rétractions, difformités des membres et du tronc; enfin les procédés les plus simples pour combattre ces diverses affections.

Nous offrons aux gens du monde cette nouvelle brochure comme le résumé complet de toutes les découvertes médicales, orthopédiques, hygiéniques et cosmétiqnes, applicables aux pieds et aux mains, à la taille et à la poitrine.

CHAPITRE 1er.

HYGIÈNE DES BRAS ET DES MAINS.

Un **bras** bien arrondi et proportionné, une jolie main sont deux attraits de plus ajoutés à un beau corps. La **main** est, de tous nos organes, le plus riche en articulations et, par conséquent, le plus mobile.

Les bras et les mains doivent se trouver en rapport avec le corps dont ils font partie; toutes les fois que, par accident, par excès ou défaut de nutrition, la main grossit ou diminue, les rapports sont détruits et avec eux l'élégance et la beauté de ces organes. Il est donc nécessaire de veiller de bonne heure à écarter, des bras et des mains, toutes les influences nuisibles intérieures et extérieures qui pourraient en vicier le développement régulier, ou en altérer les tissus.

Après le visage, c'est ordinairement la main qui se présente le plus fréquemment à la vue; les femmes ne l'ignorent point, car celles qui sont douées d'un bras potelé, d'une main blanche et délicate, les offrent sans cesse aux regards afin qu'on les admire ; et les hommes s'en éprennent parce qu'ils sont amoureux de tout ce qui est beau.

Bras. — Les bras doivent être proportionnés au corps et parfaitement égaux dans leur longueur comme dans leur grosseur; ce qui se rencontre rarement, à cause de l'habitude qu'on a, en général, de se servir plus fréquemment d'un bras que de l'autre. Chez l'homme, le bras est saillant, aplati ; les muscles y sont très-prononcés; chez la femme, le bras doit être suavement arrondi, recouvert d'une peau unie, douce et blanche; il doit se montrer exempt de poils, de saillies veineuses et d'empreintes tendineuses ou musculaires qui sont les attributs d'un bras d'homme.

Hygiène des bras. — La beauté du bras, chez la femme, réside, comme nous venons de le dire, dans la forme arrondie, potelée, dans la finesse, la blancheur et la pureté de la peau; or, toutes les fois qu'il s'éloignera de ces conditions, il deviendra nécessaire de recourir à l'art. — Les qualités de forme s'acquièrent par telle ou telle alimentation. Les bras grêles ou maigres devront être engraissés, et les bras trop gros seront soumis au régime contraire (1). — Les poils du bras s'enlèvent avec une des préparations dépilatoires indiquées dans l'*Hygiène du Visage*. — La pureté, la fraîcheur de la peau exige des bains fréquents et des lavages souvent répétés avec une eau cosmétique. — La souplesse et la blancheur s'obtiennent par des onctions de *crème-neige*, dont on laisse la peau s'imprégner pendant un quart-d'heure; on la lave

(1) On trouve dans l'*Hygiène générale de la Beauté humaine*, 2e édition, un chapitre entièrement consacré à la *méthode entraînante* où sont précisés les aliments, boissons et exercices propres à augmenter ou à diminuer le volume du corps, sans le moindre inconvénient pour la santé.

ensuite à l'eau tiède avec la pâte callidermique ou le savon chimique. Ce savon récemment proposé pour remplacer le savon ponce qui rayait les peaux fines, possède les propriétés d'enlever les taches les plus tenaces, d'entraîner les pellicules épidermiques, d'adoucir la peau et de la rendre unie comme une glace.

Peu de personnes savent bien porter les bras; les unes leur impriment des mouvements raides, brusques, anguleux; les autres les portent ballants; celles-ci les tiennent collés contre leur estomac, et celles-la derrière le dos, ce qui ferait croire qu'elles en sont comme embarassées. Les poses et divers mouvements du bras demandent des exercices et même une étude pour arriver à les mouvoir avec aisance et à les porter avec grâce. La mauvaise habitude de laisser tomber les bras en avant provoque la saillie des omoplates et la direction vicieuse des épaules; le dos s'arrondit, les clavicules prennent une ligne transversale et la poitrine se resserre. Le seul moyen à opposer à ce grave défaut est d'habituer le sujet à porter les coudes en arrière.

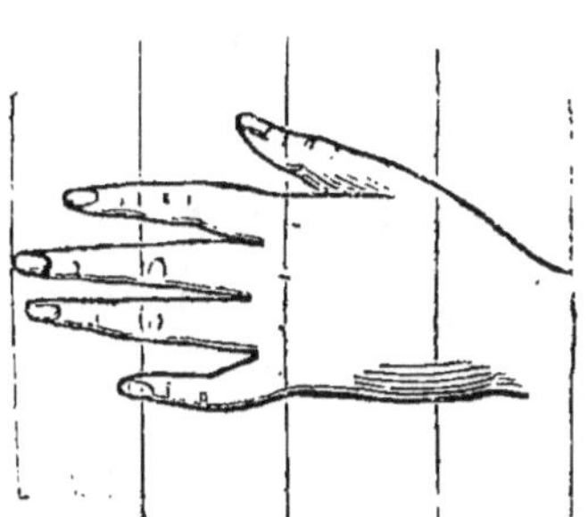

Mains. — La main est l'organe auquel l'homme doit sa supériorité sur les animaux, son adresse dans les arts et ses progrès dans les sciences; c'est l'instrument des instruments, ainsi que la nommait Aristote. — La main, selon les proportions de l'art, doit offrir une tête de longueur, et cette longueur se divise en quatre parties : — La 1re vient du poignet à la paume de la main; la 2me s'arrête à la naissance du pouce; la 3me à la jointure moyenne du doigt médius, et la 4me au bout du même doigt.

Une main bien faite doit être un peu alongée et avoir le dessus potelé, en sorte que les veines, qui courent sous l'épiderme, soient peu ou point apparentes; elle ne devra être ni large ni étroite, ni grasse ni maigre, et sera recouverte d'une peau lisse et blanche. La main étant ouverte, sa face intérieure offrira, dans son milieu, un léger enfoncement entouré de trois légers bourrelets charnus et arrondis.

Les doigts, pour être beaux et bien faits, devront décrire une courbe en dessus et être légèrement aplatis en-dessous; les articulations très-peu senties, ne présenteront aucune nodosité désagréable. Leurs proportions, quant à la longueur, sont établies ainsi :

1° Le pouce ne dépassera point la première articulation du doigt indicateur;

2° L'extrémité de l'indicateur étendu se terminera à la naissance de l'ongle du doigt médius;

3° Le doigt médius doit être le plus long de tous les doigts;

4° L'extrémité de l'annulaire ne dépassera point le milieu de l'ongle du médius;

5° Le petit doigt se terminera au niveau de la dernière jointure du doigt annulaire;

6° L'extrémité pulpaire de tous les doigts devra se terminer en cône arrondi.

Ces proportions qui flattent les yeux ont été admises par les artistes comme les plus belles.

Les ongles doivent être cintrés, roses et offrir à leur racine un segment de couleur blanche. Leur taille la plus gracieuse est la taille ovalaire ; il ne faut les couper ni trop courts ni trop longs.

Une belle main est un des ornements du corps. Il semblerait que la délicatesse de ces organes soit le privilége des personnes de qualité. On rencontre beaucoup de femmes du peuple qui ont une jolie bouche, de beaux yeux, tandis qu'on en trouve fort peu qui possèdent de jolies mains.

Physiognomonie. — La forme et le volume de la main varient à l'infini, selon l'âge, les sexes, le tempérament, les professions, et offrent des signes distinctifs très faciles à saisir. Il est certain qu'on reconnaîtrait, à l'inspection de la main, une femme travestie en homme, un paysan en habit de dandys ou le citadin efféminé sous le costume de l'artisan. — La main d'un sujet lymphatique diffère de celle d'un bilieux ; la main d'une personne nerveuse ne ressemble nullement à celle d'un sanguin. — Les veines plus ou moins apparentes, les saillies tendineuses et les lignes plus ou moins développées, de même que certaines maculations et callosités, l'épaisseur, la force ou la délicatesse de la main feront reconnaître si l'individu est adonné à des travaux physiques ou intellectuels; s'il est forgeron, tailleur, cordonnier, artiste, homme de plume, etc., etc.; c'est ce qui a fait dire que l'homme portait à ses mains le cachet de sa condition sociale.

Partant de ces données physiognomoniques, les mains épaisses, dures et calleuses annonceront le travail physique; tandisque les mains délicates, effilées, à peau fine, seront un signe d'inaction de ces organes ou d'oisiveté. — Les grosses mains armées de doigts courts, crochus, mal faits, décèlent tantôt des sentiments bas, ignobles, une économie sordide, l'avarice, et tantôt la grossièreté, la brutalité. — Les mains allongées, dont les doigts sont bien faits, se rencontrent communément chez les personnes d'esprit, remarquables par leur amabilité et leur courtoisie. Une main mignonne, des doigts effilés, des ongles entretenus avec soin, distinguent une personne bien élevée et font juger de la propreté générale de son corps. Des mains mal soignées font naître des idées contraires.

Dans ses mouvements, comme dans son repos, la main possède une série d'expressions variées. Sa position tranquille annonce le calme, ses flexions et contractions expriment les passions : ses divers mouvements suivent l'impulsion de l'âme ; en un mot, le geste de la main est, après la voix, le signe le plus naturel et le plus ordinaire de nos affections.

Un mot sur la *chiromancie*. — La chiromancie est, comme on le sait sans doute, l'art de deviner et de prédire par la forme et les lignes de la main. Sans discuter les principes frivoles de cet art, nous dirons qu'on le retrouve chez presque toutes les nations de l'antiquité. Les Babyloniens, les Chaldéens et les Egyptiens en faisaient grand cas, les Arabes y étaient très-versés, les Grecs ne le dédaignaient pas, et Arthémidore d'Ephèse en fit le sujet d'un traité spécial. Chez les peuples modernes, surtout au moyen-âge, une foule d'auteurs de bas étage et de charlatans ajoutèrent aux absurdités des anciens; enfin, quelques hommes distingués, fouillant dans ce monstrueux cahos d'erreurs, y trouvèrent, éparses çà et là, quelques vérités qui servirent, plus tard, à établir, sur une base solide, les signes physiognomoniques dont nous venons d'entretenir le lecteur.

Hygiène. — La main étant, comme nous venons de le dire, l'instrument des instruments, il faut éviter toutes les influences qui peuvent ou pourraient intéresser les divers tissus qui la composent : les coupures, les déchirures, les contusions, les brûlures, etc., nuisent, plus ou moins, à la peau des mains, à la facilité de leurs mouvements et à la délicatesse du tact. On doit également éviter de manier les corps durs et anguleux, les substances acides, irritantes, corrosives; si l'on est forcé, par hasard, de toucher à ces substances, il faudra préalablement oindre les mains d'huile d'amandes, d'olives ou de toute autre préparation oléagineuse telle que cérat, pommade de concombres, et mieux de *crème-neige*. — Après s'être lavé les mains dans l'eau chaude, il faut se garder de les plonger immédiatement dans l'eau froide; de même qu'en venant de les chauffer à un feu ardent, pendant la saison d'hiver, il ne faut point les exposer au froid glacé de la rue. Le passage subit du froid au chaud ou du chaud au froid, altère le tissu cutané, le durcit, le noircit, le gerce, le fendille et peut occasionner sa desquammation. Les gants sont nécessaires en hiver pour garantir la main du froid, en été pour la préserver du hâle; elle exige ensuite des soins de propreté répétés plusieurs fois par jour.

Il existe dans le commerce une foule d'eaux, de pâtes, de savons, de crèmes, etc., pour la toilette des mains, dont il faut se défier, car le commerce n'ayant en vue que l'effet du moment, si une substance nettoie et blanchit promptement la peau, il la prône comme un excellent cosmétique et en publie partout la spécificité, les annonces remplissent les journaux, les affiches couvrent les murs, les prospectus circulent de tous côtés! ... Mais, en général, ces compositions, sous forme de poudres, pâtes et savons, sont mordantes, quelquefois caustiques, et il arrive qu'après en avoir fait usage, la peau se durcit, se plombe, se dessèche, se ride ou se fendille. Les substances les plus naturelles et les meilleures pour le nettoyage des mains sont la pâte d'amandes, la mie de pain, le son, le *savon dermophile*, le *savon chimique*, et surtout la pâte callidermique. Ces dernières préparations, loin d'être nuisibles à la peau, la débarrassent, au contraire, de toute impureté, l'adoucissent, lui conservent sa fraîcheur et sa souplesse.

Lorsque la peau est tachée d'encre ou de toute autre couleur tenace, on frotte la tache avec le savon chimique, indiqué en regard du titre de cet ouvrage, puis on termine par un lavage avec la *pâte callidermique*.

Un moyen excellent et fort simple pour adoucir la peau des mains, est de se frotter d'abord avec quelques gouttes d'huile d'amandes douces, qu'on a versées dans le creu de la main; puis on les frotte avec le savon chimique, et l'on termine par un lavage à la pâte callidermique.

Mais, de tous les procédés le meilleur, pour adoucir la peau et lui donner cette fraîcheur, ce velouté qui en fait les charmes, est celui-ci :

Prenez gros comme une aveline de *crème-neige* et le soir, avant de se mettre au lit, frottez-vous les mains en tous sens, pendant une minute. Lorsque la peau est bien imprégnée de ce parfum, gantez-vous immédiatement avec des gants de peau de chevreau ou d'agneau. Le lendemain, lavez-vous avec la *pâte callidermique*, et vos mains, d'une pureté irréprochable, auront acquis la blancheur de la neige et la douceur du velours.

Chez beaucoup d'individus et particulièrement chez les jeunes personnes, la peau qui borde les deux côtés de l'ongle, se gerce, se déchire et se soulève par petits filets auxquels on a improprement donné le nom d'*envies*. Ces envies peuvent s'étendre plus ou moins en longueur et en profondeur, selon les causes qui les entretiennent ; alors elles deviennent fort douloureuses et quelquefois occasionnent de petits abcès. C'est ordinairement sous l'influence des frottements répétés, du froid et du chaud alternatifs, des corps irritants, etc., que se développent ces envies ; aussi les blanchisseuses, les teinturiers, etc., y sont plus particulièrement sujets; il est des individus qui en ont les doigts couverts pendant la saison froide, et d'autres pendant les grandes sécheresses. Il faut se garder d'arracher les envies ainsi qu'on le fait ordinairement ; leur brusque avulsion peut entraîner une irritation, un gonflement inflammatoire du doigt et même le mal si douloureux connu sous le nom de mal d'aventure ou *panaris*.

Le meilleur procédé pour enlever les *envies* est d'oindre le bout des doigts d'un peu de cérat ou de *crème-neige,* puis, au bout d'un quart-d'heure environ, de couper les envies, le plus près possible de leur racine, avec des ciseaux courbes sur le tranchant et bien affilés. Après cette petite opération, s'il restait de la sensibilité au doigt, il conviendrait d'entourer le doigt avec un morceau de taffetas d'Angleterre ou de *sparadrap-baudruche*, pour le soustraire à tout contact extérieur.

Les personnes qui s'occupent de travaux manuels ne doivent point négliger les envies aussitôt qu'elles deviennent douloureuses.

Le moyen de les prévenir, pour les personnes qui y sont sujettes, est d'oindre d'un peu d'huile le bout du doigt, et de poncer doucement la peau, de haut en bas, avec une ponce douce, de manière à user les pellicules épidermiques, dont la déchirure formerait, plus tard, des envies. Le *savon chimique* remplace avantageusement la ponce.

Les mains étant, de tous les organes du corps, ceux qu'on exerce le plus, elles devaient être aussi plus fréquemment exposées aux influences pernicieuses extérieures. Les contusions, déchirures, coupures, piqûres, brûlures, crevasses, mal d'aventure, etc., ont été traitées dans l'*Hygiène de la Peau* (Voyez cet ouvrage.)

Les mains rouges et celles qui ont des veines trop apparentes sont disgracieuses chez une femme. On recommande aux jeunes personnes, affligées de ce défaut, de ne jamais se laver les mains avec de l'eau chaude, de ne point porter de corset, de corsage de robe ni aucun vêtement trop serrés aux aisselles, parceque la compression, exercée sur cette partie, occasionne la stase du sang dans les veines du bras et des mains. Les manchettes serrées au poignet sont également proscrites pour le même motif; les gants étroits, en peau, sont, au contraire, ordonnés. Enfin, on recommande, comme moyen chimïque de rendre les veines moins apparentes, des lotions sur les mains, avec un liquide composé de 125 grammes d'eau et de 15 décigrammes de *cyanure de potassium*, lorsque, toutefois, la peau des mains est exempte de toute entamure, car la cyanure de potassium est un violent poison.

Les doigts larges, carrés ou aplatis du bout perdront cette forme grossière par des pincements et des tractions fréquemment répétés. On parvient aussi à les rendre pointus en les enfermant, le soir avant de se coucher, dans de petits moules en buis, semblables, pour la forme, à un dé à coudre.

Gants. — L'usage des gants s'est, aujourd'hui, étendu à presque toutes les classes de la société ; l'incontestable utilité de ce petit vêtement qui protège les mains contre la bise glacée des hivers et contre les ardeurs de l'été, l'a désormais rendu indispensable. Les peaux, la laine, le coton, le lin et la soie sont ordinairement employés à la fabrication des gants. — Les gants de peau extensible et moelleuse sont préférables à tous les autres ; ils ne fatiguent nullement les mains et les adoucissent ; les gants de coton et de soie peuvent occasionner des rougeurs aux mains délicates. Les gants varient selon la saison : ceux de daim et de castor, les gants dits de cachemire fourés, etc., conviennent pour l'hiver ; les gants de peau de chevreau, de lin, de soie, de filoselle, les mitaines en filets, etc., se portent en été. On recommande surtout de ne point faire usage de gants trop étroits ou trop serrés au poignet ; outre qu'ils se déchirent promptement ils ont l'inconvénient de meurtrir les mains délicates, de gêner la circulation et d'occasionner la dilatation des veines.

L'art du gantier a suivi, en France, les progrès de l'art du tailleur ; de même que celui-ci fait disparaître certains défauts du corps, sous une coupe habile, celui-là sait, au moyen de gants apprêtés, retrécir une large main ou allonger des doigts trop courts.

On fabrique aussi des gants glacés et parfumés dont nous ne conseillerons point l'usage ; les premiers ont l'inconvénient de nuire à la transpiration ; les seconds peuvent, par l'odeur qu'ils exhalent, occasionner divers accidents aux femmes nerveuses. Cependant, pour les personnes qui désireraient en connaître la préparation, nous transcrirons la suivante :

Eau pour parfumer les gants.

Iris de Florence.	160	grammes.
Storax.	60	—
Calamus aromaticus. . . .	60	—
Bois d'aloës.	30	—
Cannelle.	5	—
Clous de girofles.	5	—

Pilez et réduisez ces substances en poudre fine que vous jetterez dans 2 livres d'eau de fontaine ; laissez macérer pendant 3 jours à une douce température.

Ensuite, ajoutez :

Eau de rose.	95	grammes.
Eau de fleur d'oranger. .	—	—

Mettez le tout dans une cucurbite et distillez au bain-marie. Vous aurez une eau suave, dans laquelle vous tremperez vos gants jusqu'à ce qu'ils soient imbibés, puis vous les retirerez et les ferez sécher à l'ombre.

Les gants ainsi préparés conservent assez long-temps le parfum que cette eau leur a communiqué.

Les dames nous sauront gré, sans doute, de leur indiquer un moyen aussi simple que facile pour nettoyer leurs gants.

Nettoyage à sec.

Argile sèche à dégraisser. .	2 parties.
Alun.	1 partie.

Réduisez ces deux substances en poudre. Etendez les gants sur une table, saupoudrez-les et frottez avec une brosse sèche. Battez-les ensuite avec une petite baguette pour faire tomber ce qui reste de poudre d'argile et d'alun. Répandez ensuite du son; frottez de nouveau et enfin donnez-leur un dernier coup de brosse.

Nettoyage avec la GANTÉINE.

Lorsque les gants sont tout-à-fait sales, leur nettoyage s'opère très-bien avec la composition suivante, à laquelle on a donné le nom de gantéine.

Savon blanc en poudre. .	250 grammes.	
Eau de javelle.	165	—
Ammoniaque liquide. . .	10	—
Eau de rivière.	155	—

Mélangez le tout et faites une pâte que vous conserverez dans un vase clos.

Manière de s'en servir : Étendez sur un morceau de flanelle, suffisante quantité de cette pâte et frottez les gants avec, jusqu'à ce qu'ils soient convenablement nettoyés ; le nettoyage terminé, refrottez-les encore avec un linge blanc et sec, puis soufflez afin de gonfler le gant et laissez-le sécher à l'ombre.

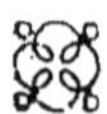

CHAPITRE II.

DU TRONC OU TORSE.

Poitrine. — La poitrine se présente comme la région du corps la plus vaste : elle est carrée, large, hérissée de poils, chez l'homme robuste et bien constitué. Plus étroite, chez la femme, offrant moins d'étendue, mais plus attrayante, plus riche de formes, elle exige un certain degré d'embonpoint propre à effacer les saillies et les creux de la charpente osseuse.

Les principaux caractères de la beauté d'une poitrine de femme, sont une peau blanche, lisse, et veloutée ; un médiocre embonpoint et le développement normal des glandes mammaires, c'est-à-dire ni trop, ni moins.

Physiognomonie. — La poitrine large, carrée, velue, annonce, chez l'homme, la force et la rusticité. — La poitrine étroite dénote un esprit subtil et un penchant à l'amour. Chez la femme, une poitrine large et bien fournie est le signe d'une santé florissante, coïncidant avec un caractère gai et ouvert. Une poitrine étroite, sèche, rentrée cache des instincts amoureux et jaloux; les poitrines *ailées* font craindre la faiblesse des organes respiratoires et une prédisposition à la phthisie.

Hygiène. — L'hygiène de la poitrine embrasse deux sortes de soins, ceux à donner à la peau et ceux exigés par les seins. La peau de cette région doit toujours être tenue dans un état de stricte propreté, surtout pendant les temps chauds, où l'interstice des seins devient le siége d'une moiteur souvent très-abondante. La poitrine doit être défendue contre les brusques alternatives du froid et du chaud; il faut également la tenir en garde contre toutes les influences qui pourraient nuire au développement, à la beauté et à l'intégrité des organes pectoraux.

Les influences nuisibles se distinguent en générales et en locales. Les premières agissent sur l'organisme entier, telles que les veilles prolongées, les nuits données aux plaisirs; l'abus du thé, du café, des liqueurs excitantes; le défaut d'exercice, une vie molle, nonchalante, étiolée; une alimentation débilitante; les passions tristes, les maladies de tous genres, etc., etc.

Parmi les causes locales qui tendent, sans cesse, à déformer la poitrine, à s'opposer au développement des seins, à les ramollir, à les faner et à les rendre flasques avant l'âge, on doit citer en première ligne, l'usage du corset, pendant la jeunesse, et les corsages de robe trop étroits ou trop serrés. Les anciennes femmes grecques et romaines, dont l'ample vêtement ne gênait en rien la croissance du corps, possédaient toutes une large poitrine sur laquelle deux charmants organes arrondissaient leurs fermes contours. Aujourd'hui, que le costume a changé avec les mœurs, nos jolies femmes, esclaves des modes absurdes, s'emprisonnent la poitrine dans un étui baleiné, étranglent leur taille, se compriment l'estomac, se rendent vaporeuses, chétives, enfin, se préparent des couches laborieuses et souvent mortelles. C'est ce que nous allons démontrer dans le chapitre suivant.

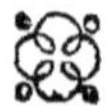

CHAPITRE III.

DU CORSET.

Ce vêtement ridicule, inventé par la coquetterie, pour cacher des défauts, déguiser des difformités, doit être considéré comme très-nuisible au développement de la poitrine; il est d'autant plus dangereux, d'autant plus meurtrier, qu'il est garni de lames métalliques ou de baleines, et qu'il est plus étroit, plus serré. C'est surtout chez les jeunes filles et les femmes délicates qu'il occasionne des désordres organiques irrémédiables, et qu'il exerce d'affreux ravages; la raison n'a cessé de tonner contre lui, de le proscrire, et, par un déplorable aveuglement de l'esprit féminin, la coquetterie l'a toujours maintenu.

Origine du Corset. — Ce vêtement était inconnu aux femmes de l'antiquité; les dames grecques et romaines ne portaient que des robes légèrement serrées à la ceinture : les plus riches se servaient d'une bande d'étoffe pour soutenir le sein et dessiner la taille; sur cette bande elles étalaient l'argent, l'or, les pierreries et tout ce que peut inventer le luxe pour satisfaire la coquetterie. Les Dames Françaises, jusqu'au 14e siècle, vécurent étrangères au corset. L'histoire de ces temps nous montre les femmes grandes, fortes, bien faites et exemptes de ces tristes infirmités qui pèsent sur le sexe de notre époque.

Les premiers corsets furent, dit-on, portés par Isabeau de Bavière et les dames de sa cour, pour cacher des difformités et soutenir leurs corps affaiblis par les excès. Plus tard, Catherine de Médicis en généralisa la mode en France, et les femmes trompées sur le véritable but de ce fallacieux vêtement en adoptèrent désormais l'usage. Pendant quatre siècles, le corset fit d'affreux ravages parmi la population féminine des cités; il fallut toutes les lumières du 18e siècle pour le faire abandonner. Cédant à l'empire de la raison, les femmes comprirent enfin le ridicule des formes factices, rejetèrent le corset et, se rapprochant du vêtement grec, s'offrirent dans toute la grâce et l'élégance de leur beauté naturelle. Mais hélas! ce retour à la raison ne fut pas de longue durée : vers 1810 le corset comprima, de nouveau, le sein applati de quelques dames, et les hommes furent assez sots, assez barbares pour trouver *charmante*, une femme corsetée, raide et guindée. De ce moment, pour plaire aux hommes, toutes les femmes acceptèrent le corset, et ce fut, parmi elles, à qui se serrerait le plus, à qui s'enfoncerait les côtes, se déformerait la poitrine, à qui se suiciderait le plus vite. Ordinairement, chez les Françaises, les modes n'ont que quelques mois, elles passent pour être remplacées par d'autres, la mode du corset, faisant seule exception, subsiste depuis quarante ans avec une ténacité inouie; de telle sorte qu'aujourd'hui, d'une jeune fille qui serait devenue une belle et superbe femme, le corset a fait une poupée décolorée, sans grâces, ni forces, ni santé : d'une femme qui promettait une mère féconde, le corset a fait une guêpe essoufflée au moindre mouvement, une créature débile, étiolée, qui n'a pas de sein à donner à son chétif enfant.

Le Corset peut-il être considéré comme auxiliaire de la beauté?

Si l'on peut définir la beauté : l'accord parfait d'un tout avec ses parties et des parties avec le tout, la femme réellement belle ne le sera plus lorsqu'elle aura la taille étranglée comme une fusée volante, parce que cet étranglement rompt les contours harmonieux et les lignes correctes qui constituent la beauté du corps humain. Le Corset ne peut réellement convenir qu'aux femmes affligées d'imperfections ou de difformités de la taille, afin de les déguiser sous ce vêtement. Pour les femmes bien faites, le corset est une insulte à la nature, à la beauté; car loin de servir les attraits d'une taille souple, élancée, il la raidit au contraire et la prive de grâces. Enfermez dans un corset la divine taille de la Vénus de Médicis, l'admirable perfection de ce beau corps disparaîtra et vous n'aurez plus qu'une forme grotesque. Enfin, si la grâce réside dans la souplesse et la facilité des mouvements, jamais une femme serrée dans un étroit corset ne sera grâcieuse, parcequ'elle ne pourra se baisser, se pencher, se mouvoir comme une femme dont la taille est libre de toute entrave; l'une paraîtra guindée dans ses actions, tandisque l'autre brillera par l'élégance et la légèreté de ses mouvements.

Pauvres victimes du corset, qui croyez être plus séduisantes avec une taille étranglée, transportez-vous dans nos musées et jetez les yeux sur les statues de Vénus, de Diane ou de Niobé si ravissantes de formes, si harmonieuses de proportions et de contours; examinez ô femmes! ces charmants modèles de la beauté que tout le monde admire, et vous resterez convaincues désormais, qu'une taille proportionnée aux autres parties du corps est une perfection, qu'une taille trop mince, au contraire, n'est qu'une difformité.

Inconvénients du Corset. — Pour que nos lectrices puissent bien saisir les inconvénients du corset et se rendre compte de ses dangers, nous les prierons de jeter les yeux sur les figures suivantes :

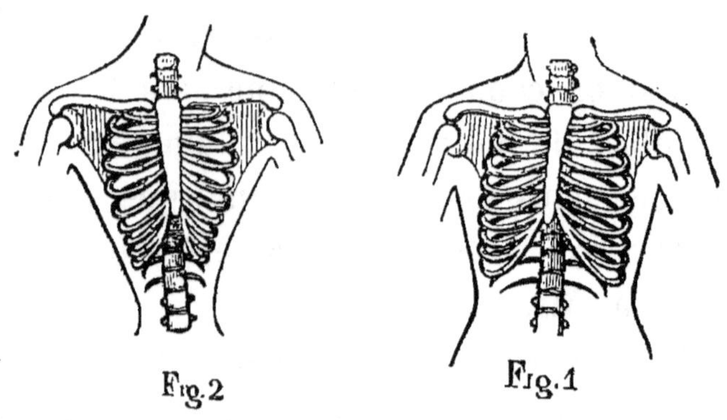

Fig. 2 Fig. 1

La figure 1 représente la charpente osseuse d'une poitrine parfaitement conformée, celle de la Vénus de Médicis. Le sommet de la poitrine est beaucoup plus étroit que la base, dont les dernières côtes vont en s'élargissant de manière à donner au ventre l'amplitude qui lui est nécessaire pour loger les importants organes de la digestion et de la génération. Le cœur et les poumons fonctionnaient librement dans cette large et belle poitrine qui eût pour modèle une des beautés les plus célèbres de l'antiquité.

La figure 2 représente la carcasse d'une femme à taille de guêpe, morte poitrinaire à 25 ans, par suite de la compression d'un corset busqué et baleiné. Cette figure montre une interversion de la conformation pectorale, c'est-à-dire la base de la poitrine plus étroite que le sommet. La compression du corset a changé la direction naturelle des côtes, les a resserrées et enfoncées ; elle a aussi considérablement diminué les deux diamètres de la poitrine ainsi que l'espace triangulaire, vulgairement appelé creu de l'estomac. Les poumons, le cœur, le foie et l'estomac ont été fortement comprimés et refoulés, d'où il est résulté une grande gêne dans l'exercice des fonctions circulatoires et pulmonaires ; enfin, tous ces désordres ont donné lieu à une grave maladie de poitrine à laquelle a succombé cette pauvre victime du corset.

Et, ce n'est pas seulement sur le système osseux que le corset exerce sa pernicieuse influence : il gène considérablement la respiration et la digestion ; il rend imparfaite la nutrition en ne permettant point à l'estomac de recevoir la quantité d'aliments nécessaire ; il prive de leurs mouvements les muscles pectoraux et lombaires. Ainsi qu'un appareil à fracture atrophie les muscles d'une jambe condamnée au repos, de même le corset amincit et affaiblit les muscles du dos, au point qu'une femme, habituée au corset, ne sait plus se tenir dès qu'elle l'a quitté ; elle se trouve mal à l'aise, parceque les muscles destinés à maintenir la colonne vertébrale n'ont plus la force nécessaire.

Il reste donc démontré que la compression du corset nuit à la liberté des quatre plus importantes fonctions de l'économie : la respiration, la circulation, la digestion et la nutrition. Or, l'obstacle, apporté au libre exercice de ces fonctions, doit nécessairement occasionner de graves désordres, tels que : stase du sang dans les poumons et le foie, suffocations, crachements de sang, phthisie, palpitations, anévrisme, engorgement des viscères abdominaux, céphalalgie, quelquefois apoplexie; digestions difficiles, imparfaites, gastralgies, pâles couleurs, hystérie, irrégularité ou suspension du flux menstruel, vomissements, maladies de la matrice, etc., etc.; et pour la femme enceinte, une grossesse pénible, un accouchement laborieux, où sa vie est menacée; des douleurs atroces pendant le travail de la parturition, et le plus souvent un enfant chétif ou contrefait, offrant des tâches ou des excroissances cutanées, que le vulgaire attribue à l'imagination de la mère (1). On comprend facilement que si la belle venue, la force et la santé d'un enfant, dépendent de ce que rien n'a contrarié son développement, pendant la vie intra-utérine; une femme à taille mince, à ventre plat, épuisée, contusionnée par un corset, ne saurait donner le jour à un être bien fait et vigoureux. Enfin, le corset s'oppose au développement des glandes mammaires et à la sortie du mame-

(1) On trouve dans l'*Hygiène du Mariage*, (2e édition) l'explication physiologique des taches et difformités dont l'enfant est affecté pendant sa vie intra-utérine et qu'on attribue faussement aux envies ou à l'imagination de la mère.

lon ; il détruit la fermeté de ces organes, les aplatit, les rend mous et flasques avant l'âge, et l'on peut dire qu'il hâte la vieillesse en dégradant les ressorts de la vie.

Il est une erreur grave, accréditée parmi les mères, qui leur fait regarder le corset comme un excellent moyen de corriger les défauts de taille et de maintien de leurs filles, et elles n'ont rien de plus empressé que d'appliquer cette camisole de force à ces frêles créatures dont le buste dévie de sa rectitude normale, c'est-à-dire penche en avant, en arrière, à droite ou à gauche. Cette erreur des mères contribue beaucoup à augmenter le defaut ou la difformité qu'elles cherchent à combattre, et voici comment : Chez les jeunes personnes d'une constitution délicate, le corset exerce une compression souvent intolérable, sur telle ou telle partie du buste, alors la jeune fille cherche à éviter la douleur en cédant à l'action du corset ; or, cette douleur étant permanente, comme la compression qui la cause, il s'ensuit que le moyen employé, par la jeune fille, pour l'éviter, est également permanent ; la conséquence de cet état de choses est, que la déviation qu'on voulait redresser par le corset s'aggrave au lieu de diminuer; que le défaut ou vice de maintien devient une habitude qui s'enracine chaque jour et finit par être incorrigible.

Un autre inconvénient du corset, chez les jeunes filles, est celui de leur faire perdre le goût de jouer, de courir, de folâtrer comme il convient à leur âge; la camisole de force qui les comprime leur rend difficiles et même pénibles les jeux qui exigent une locomotion rapide; alors leur santé languit et leur fraîcheur se fane. Le soir on les retire de leur étui pour les y remettre le lendemain, pauvres enfants.... O lumières de l'hygiène! vous avez proscrit le maillot quand donc ferez-vous justice du corset?

Sans énumérer davantage les tristes résultats de la compression du corset, nous répéterons avec les médecins de tous les pays que les corsets baleinés et busqués sont un des plus dangereux ennemis de la santé, de la beauté, et qu'une foule de difformités, de maladies et de morts prématurées ne reconnaissent point d'autre cause. Puisse le tableau suivant, dressé par un observateur célèbre, faire ouvrir les yeux aux mères aveugles qui, dans l'espoir de former une taille élégante à leurs filles, les enferment, dès l'âge de sept à dix ans, dans un corset inflexible. Ce tableau est la moyenne de quarante années d'observations : « Sur cent jeunes filles portant corset :

— 25 succombent à des maladies de poitrine;
— 15 meurent à la suite du premier accouchement;
— 15 restent infirmes après l'accouchement;
— 15 deviennent difformes;
— 30 seulement résistent, mais sont tôt ou tard affligées d'indispositions plus ou moins graves.

Cette statistique des dangers du corset ne devrait-elle pas servir d'antidote à toute femme raisonnable!

Du reste, les femmes savent très-bien que le corset leur est nuisible; ce qui le prouve c'est, par exemple, lorsqu'en société une dame se trouve mal; alors, toutes les dames présentes de s'écrier: *Délacez-la, vite*; *déla-*

cez-la! On coupe le lacet et aussitôt l'air se précipite dans le poumon de l'évanouie qui revient à elle, après quelques aspirations d'air vivifiant; mais la leçon ne profitera nullement à cette pauvre victime qui se serrera aussi fort le lendemain. — Dites à cette autre dame, d'une pâleur extrême et sur le point de se trouver mal, que son corset la gène? elle vous répondra vivement par une négation.

Oh! si les femmes de bon sens se donnaient la peine de mesurer le diamètre de leur corset, et puis de comparer cette mesure à la circonférence de leur taille, elles resteraient stupéfaites de l'énorme différence qui existe entre ces deux mesures, et, de ce moment, adandonneraient ou modifieraient leur corset, car le bon sens fait taire la coquetterie lorsqu'il s'agit de la santé.

Nous relaterons ici quelques anecdotes comme preuves des dangers du corset et de l'erreur des femmes qui le considèrent comme indispensable à l'effet de leurs charmes.

L'Empereur Joseph II, effrayé des profondes atteintes que le corset portait à la santé des femmes de ses États, lança une proscription contre ce vêtement pernicieux et, pour en dégoûter les dames, il ordonna que les femmes, condamnées à des peines corporelles, le porteraient comme marque d'infamie. Cette proscription n'empêcha pas le corset de reparaître au bout de quelque temps.

En 1812, époque où la mode du corset se propageait dans l'empire, Napoléon s'entretenant avec Corvisart, son médecin, disait : « Ce vêtement d'une coquetterie de mauvais goût, qui meurtrit les femmes et maltraite leur progéniture, m'annonce que l'esprit belliqeux se perd en France et me fait pressentir une décadence prochaine.

Louis XVIII disait à madame du Cayla : — Vous seriez la plus jolie femme de mon royaume si, méprisant une mode absurde, vous abandonniez cet affreux corset qui enlaidit la nature.

Lorsqu'on demandait à Mme Tallien quel était son secret pour s'être conservée si fraîche et si belle, dans un âge avancé; elle répondait : — Je n'ai jamais porté de corset.

Charles X répétait souvent à ses intimes : Il n'était point rare autrefois de trouver à la cour de France des Vénus, des Dianes, des Niobé ; aujourd'hui on n'y voit plus que des guêpes.

Madame la comtesse de ***, en l'absence de son mari, général à l'armée d'Afrique, avait arrangé le mariage de son fils avec la fille de la duchesse de ***. De retour à Paris, lorsque le général eut jeté les yeux sur la femme qu'on avait choisie pour son fils, il refusa net en disant à sa femme : Vous savez, Madame, que depuis 500 ans notre famille honore son pays par les hommes qu'elle lui fournit ; Mlle de ***, plus frèle qu'un roseau, qui n'a ni flancs ni poitrine, ne saurait perpétuer ma race. Je marierai mon fils à une femme robuste, qui n'aura jamais eu la taille déformée par un corset.

Le savant Cuvier conduisait une jeune dame, pâle et chétive, dans les serres du Jardin des Plantes. La dame s'étant arrêtée pour admirer une fleur au port gracieux, aux brillantes couleurs, le savant lui dit : Naguère, vous ressembliez à cette fleur, et demain cette fleur vous ressemblera. Le lendemain Cuvier ramena la dame qui poussa un cri de douleur en voyant la jolie fleur, courbée, pâle et languissante ; comme elle en demandait la cause, l'illustre professeur lui répondit : — Madame, cette fleur est votre image, comme vous, elle languit sous une cruelle étreinte ; et il lui montra une ligature qu'on avait pratiquée la veille sur la tige de la fleur. Vous vous fanerez de même, ajouta-t-il, sous l'affreuse compression de votre corset, et vous perdrez peu à peu les charmes de votre jeunesse, si vous n'avez assez d'empire, sur vous-même, pour abandonner ce dangereux vêtement. — La jeune dame suivit le conseil du grand naturaliste et revint bientôt à la santé.

L'illustre Percy disait aux dames de sa connaissance que ces mots inscrits sur une foule de magasins : *Fabrique de Corsets*, équivalaient, pour lui, à ceux-ci : *Fabrique de Poisons*.

Que de maux dans un corset ! s'écriait l'éminent professeur Delpech ; c'est une vérité physiologiquement démontrée.

Reveillé Parise a dit, avec raison : Si, par un caprice de la mode, le corset venait, tout-à-coup, à être proscrit, combien les femmes se trouveraient heureuses ! et si, ensuite, on leur infligeait, comme punition, le port d'un corset, comme on inflige la cangue aux Chinois, alors elles jetteraient de hauts cris et se révolteraient contre la barbarie du supplice.

Kératry, dans son excellent ouvrage du sublime et du beau, rapporte qu'étant, un jour, dans l'atelier de Prud'hon, à admirer une Vénus au bain, il lui demanda si le modèle vivant se trouvait à Paris? Le grand peintre lui répondit négativement et déplora l'indigence des ressources que la capitale offrait en ce genre. Selon lui, les femmes de la capitale ne manquent ni de *morbidesse*, ni de correction dans la partie inférieure du corps : les pieds, les jambes, les cuisses et les hanches sont d'une proportion agréable, tandis que chez presque toutes la poitrine et la taille sont défectueuses. L'habile artiste crut devoir attribuer cette imperfection à l'usage du corset; et il avait parfaitement raison.

Le docteur Alibert se trouvait à une brillante soirée de la Cour, où toutes les dames semblaient s'être défiées à qui s'étranglerait le plus étroitement la taille. Quelques jeunes hommes qui n'avaient cessé de complimenter ces dames sur l'inappréciable finesse de leur taille, s'approchèrent du célèbre médecin et lui dirent : — Docteur, vous paraissez triste d'honneur ! votre figure soucieuse est un contre-sens au milieu d'une réunion si brillante de toilettes et de jolies femmes; à quoi pensez-vous donc?

— C'est vrai, je suis profondément triste ; mais pourrait-il en être autrement, lorsque je vois l'élite des hommes de la capitale provoquer, en riant, les femmes au suicide.

— Au suicide! répétèrent-ils, stupéfaits, en regardant le docteur qui continua :

— Hélas! Messieurs, vous qui ne voyez que joie et rire sur les lèvres de ces jolies dames, vous ignorez ce que souffrent leurs nerfs délicats de la compression du corset; vous ignorez quelles tortures elles endurent dans cette machine infernale. En les complimentant sur la finesse de leur taille, vous les excitez à se serrer encore davantage, et par conséquent, à détériorer leurs organes, à se rendre difformes, infirmes, en un mot, à se suicider lentement; puis, lorsque vous choisissez une épouse parmi elles, vous êtes désolés de ne trouver qu'un corps affaibli, sans vigueur, sujet à mille indispositions, etc., et vous voulez que ces tristes réflexions ne se peignent point en plis soucieux sur mon front? Peut-être, même, que tout-à-l'heure, plusieurs de ces jeunes élégantes, qui n'ont point mangé pour se serrer davantage et vous plaire, se trouveront mal.....

Le docteur achevait à peine ces derniers mots que deux dames poussèrent un faible gémissement, à quelques pas de là, et tombèrent évanouies sur le parquet. Alibert s'élança pour leur porter secours, et à peine le lacet du corset fut-il coupé que ces pauvres victimes de la coquetterie rouvrirent les yeux.

Les interlocuteurs avouèrent que le médecin du Roi avait parfaitement raison.

Il résulte, de ce que nous venons de dire, que ce n'est point la mode qui force les femmes à s'emprisonner dans un corset, car la mode change tous les jours, et le corset, hormis quelques légères modifications, est resté le même quant à sa forme et à son but. Nous pensons absolument comme l'auteur de la Physiologie des passions : c'est aux hommes qu'il faut attribuer cette persistance du corset, dans un pays où les variations de la mode sont si rapides, non aux hommes de bon sens, mais à ceux qui font entendre incessamment cette sotte et banale exclamation : — *Oh! la jolie taille, la taille mignonne et séduisante; on l'enfermerait dans les deux mains; j'en suis amoureux, fou...*, et autres pauvretés semblables. Or, puisqu'il est dans la nature de la femme d'aimer à plaire, il s'ensuit que les femmes qui entendent chaque jour les hommages adressés à une taille fine, se serrent, se compriment à se briser les côtes, à s'étouffer, pour qu'on leur adresse la même louange.

Du jour où les hommes trouveront laide une taille fine, et monstrueuse une taille étranglée, les corsets tomberont ; les femmes respireront à l'aise, jouiront d'une meilleure santé et feront de plus beaux enfants.

LE CORSET PEUT-IL FAVORISER L'ÉLÉGANCE DE LA TAILLE ; PEUT-IL DONNER DES GRACES AU MAINTIEN ET AUX DIVERS MOUVEMENTS DU CORPS ; ENFIN, PEUT-IL RENDRE LA FEMME PLUS SÉDUISANTE ?

Evidemment non. Nous venons de voir que loin de redresser les défauts de rectitude et de direction, le corset ne faisait que les accroître; que loin de favoriser les formes il en arrêtait le développement, qu'il gênait la liberté des mouvements et rendait la femme guindée, raide, sans grâces; et cependant, malgré ces nombreux inconvénients, un préjugé de toilette a fait, du corset, une nécessité. Une femme n'oserait se présenter en société sans corset; car l'on chuchotte contre celles qui sont assez sages pour s'en affranchir. Les femm esà corset trouvent mal faites celles qui n'en portent point, tant il est vrai que tous les peuples ont des modes jurant contre le bon goût, et que la beauté conventionnelle est presque toujours en opposition avec la beauté réelle.

Vous riez, Mesdames les Françaises, de l'affreuse coutume qui oblige l'Indienne à se percer la cloison du nez pour y suspendre un anneau; vous vous moquez du large bracelet que la bédouine porte au bas de la jambe; vous trouvez hideuses les longues oreilles qu'alongent incessamment d'énormes pendants d'oreilles; vous chuchottez malicieusement contre la large taille de la femme Turcque et Mauresque; mais savez-vous ce que les femmes de ces nations pensent d'une Française, étranglée par un corset? A coup sûr, elles vous rendent largement vos épigrammes, vos rires et vos dédains moqueurs. Écoutez ce que dit lady Morgan, à ce sujet :

« Pendant mon séjour à Constantinople, j'aimais à prendre des bains orientaux en société des femmes d'Osman Pacha. Le harem de ce riche seigneur se composait de trente femmes, toutes Grecques, Circassiennes ou Mingreliennes, et d'une beauté physique remarquable. Chaque fois que j'entrais au bain, je ne me lassais d'admirer ces beaux corps, dont les suaves contours se développaient sans liens ni entraves. L'étonnement de ces femmes, à la vue d'une Européenne, leurs jeux, leurs agaceries, leur toilette m'amusaient beaucoup.

La femme d'un consul, délicate parisienne à taille de guêpe, à qui je parlai du bain et des baigneuses, me pria instamment de l'y conduire, ce qui eut lieu le lendemain. La mésaventure qui lui arriva me fit beaucoup rire et fixa, désormais, mon opinion sur le corset.

Lorsque la jeune Française entra au bain, toutes les femmes du harem l'entourèrent, c'était à qui la regarderait, la toucherait, lui adresserait des questions qu'elle ne comprenait point. On se mit en devoir de la déshabiller, et, à chaque pièce du vêtement qu'on enlevait, les femmes examinaient le tissu, la forme, le travail, et se parlaient entr'elles. Mais lorsqu'on fut arrivé au corset, toutes s'éloignèrent précipitamment et comme effrayées.

— Est-ce que votre amie est une femme, demandèrent-elles?

— En douteriez-vous, répondis-je?

— Mais elle n'a ni flancs, ni poitrine, parties les plus saillantes de la femme.

— C'est cependant bien une femme et réputée jolie dans son pays,

— Mais alors son corps cache quelque infirmité, ajoutèrent-elles, un peu rassurées ; votre amie a eu, sans doute, les reins brisés et les côtes enfoncées pour qu'on l'ait enfermé dans cet étroit bandage ; chez nous on bande ainsi les bras et les jambes cassés.

— Vous n'y êtes point, mes amies, leur dis-je, ce que vous appelez un bandage est un élégant corset, que les femmes du pays de Madame portent, dès le bas-âge, pour se rendre la taille plus mince, car, dans son pays, une taille mince passe pour une grande beauté.

— Oh! nous voulons voir cela, s'écrièrent toutes les baigneuses ensemble, et aussitôt elles délàcèrent la jeune étrangère qui voulut vainement s'y opposer. Lorsqu'elle fut entièrement dépouillée, elles se mirent toutes à la regarder et à rire aux éclats en voyant une poitrine étranglée à sa base et de grosses hanches qui rendaient cet étranglement encore plus frappant.

A dire vrai, en comparant le corps de

l'Européenne à celui des Orientales, je ne pus m'empêcher de penser que la comparaison n'était pas du tout à l'avantage de la première. La pauvre parisienne fut tellement mortifiée des rires moqueurs dont elle était l'objet, qu'elle ne put retenir une larme et jura que, de sa vie, on ne la reprendrait dans un bain d'odalisques.

Quant aux grâces, il serait dérisoire de dire qu'une femme, ayant la taille étranglée, la poitrine resserrée et le ventre meurtri par une lame de fer, puisse être gracieuse, car tous ses mouvements se ressentent de la gêne qu'éprouvent ses organes refoulés. L'élégance de la taille est dans sa souplesse, dans ses justes proportions avec le bassin et les épaules; dans ses contours moëlleux et ses lignes correctes, mais non dans le brusque étranglement que lui fait subir un corset. Une taille mince, posée sur un large bassin, est une monstruosité. Les attitudes et divers mouvements du corps, pour être gracieux, exigent une grande facilité dans le jeu des muscles et des articulations, tandisque le corset détruit toute liberté. Considérez le groupe des trois grâces, c'est autant par leurs poses ravissantes que par la suavité de leurs formes qu'elles enchantent nos yeux, et commandent à notre admiration ; adaptez un corset à ces corps dont la beauté réside dans l'harmonie des proportions, tout le charme est détruit. O femmes ! prenez-les donc pour modèles et l'empire des cœurs vous est assuré.

Le Corset peut-il être opposé à certaines difformités et convenir à certains âges.

Une grande variété de corsets mécaniques, plus ou moins ingénieux, ont été inventés pour remédier aux difformités de la taille et aux déviations de l'épine dorsale. Plusieurs médecins orthopédistes se sont occupés de cette importante question et, chacun d'eux prétend réussir au moyen de l'appareil dont il est l'inventeur. Plusieurs médecins éclairés, MM. J. Guérin et Tavernier, directeurs d'établissements orthopédiques, à Paris, ont acquis, dans cette spécialité, une juste renommée.

D'un autre côté, d'habiles gymnasiarques, parmi lesquels nous citerons MM. Clias et Pinette, prétendent, avec raison, peut-être, que l'application continue de tout appareil mécanique, sur une surface du corps, est nuisible au libre développement des forces organiques. Selon eux, une gymnastique musculaire bien entendue, bien dirigée, est le seul moyen rationnel à opposer aux déviations de la charpente osseuse, par la raison que la gymnastique, unie à une alimentation spéciale, transforme la constitution de l'individu en opérant une juste répartition des forces vitales sur tous les points de l'économie. Pour ne point entrer dans les détails qu'exigerait la question de prééminence d'une de ces méthodes sur l'autre, nous renvoyons le lecteur à notre *Hygiène et Perfectionnement de la Beauté humaine* (2me édition), où cette question est amplement discutée.

Existe-t-il certaines conditions de tempérament et d'embonpoint qui réclament l'usage du Corset?

Nous le répéterons encore, la femme bien taillée qui s'emprisonne dans un corset fait une insulte à la nature; elle détruit peu à peu l'élégance de ses formes et la grâce de ses mouvements. La femme qui veut, au moyen d'un corset, arrêter un développement d'embonpoint se prépare des maux affreux et quelquefois une mort prématurée.

A cette époque de la vie où la femme n'est ni jeune ni vieille, un développement d'embonpoint vient changer le type de sa beauté. Ses formes sont plus fortement prononcées; les lignes et contours plus largement dessinés; il y a abondance de tissu graisseux; poitrine, taille, membres, tout est potelé. Alors, déplorablement égarée sur les principes de la beauté de son âge, la femme se serre, se comprime, de plus en plus, dans l'étau d'un corset, afin de cacher ses formes luxuriantes, et se suicide lentement. En voyant les précautions inouies que prennent les femmes, et les tortures inouies qu'elles subissent pour cacher un embonpoint naissant, on croirait que la gracilité ou maigreur est une qualité, que l'embonpoint est un énorme défaut? Elles se trompent singulièrement, car l'opinion des hommes est tout-à-fait contraire : A preuve, c'est qu'une femme sèche et maigre est fort peu goûtée, tandis qu'une femme potelée se voit, chaque jour, entourée d'adorateurs. Un satyrique, très-bon juge en cette matière, appliquait ces mots à beaucoup de femmes du monde : *Trop d'esprit et pas assez de chair*.

Nous persistons dans cette pensée de tous les hommes de sens et de goût, que l'embonpoint modéré, chez les femmes de 30 ans, est une qualité et non un défaut. L'embonpoint fait ressortir plusieurs beautés qui, sans lui, resteraient élémentaires : la fraîcheur et la blancheur de la peau, son poli, sa souplesse et son élasticité; contours suaves, formes luxuriantes, etc., etc., et c'est alors le cas de dire que la femme qui quitte la jeunesse pour entrer dans l'âge mûr ne fait passer que d'un trône sur un autre.

Enfin, si dans quelques cas de difformités incurables, d'excès de formes ou d'obésité, le corset peut trouver son application, il doit toujours être hygiénique, c'est-à-dire ne jamais contrarier les lois physiologiques. Les femmes devraient bien se pénétrer qu'un corset ne peut rien contre une obésité commençante ; en pareil cas c'est au médecin qu'il faut s'adresser et non à des corsetières ignorantes.

Dans plusieurs villes de province, où la mode exerce une tyrannie moins cruelle que dans la capitale, les dames portent une espèce de corset de bazin, dépourvu de busc et de baleines ; ce corset soutient mollement la gorge et le ventre, il ne gène en rien les mouvements de la taille et se prête à toutes les inflexions du torse.

De retour de son voyage dans l'Inde, M. de Jouy racontait aux dames Parisiennes que les Bayadères se servent d'un corset, à la fois élégant et commode. Ce vêtement hygiénique a la propriété de conserver aux seins leur forme sphérique, leur fermeté et leur fraîcheur. Chaque sein est enfermé dans un étui fait d'une écorce couleur de chair, très-douce au toucher, jouissant de l'élasticité convenable pour maintenir les seins dans leur position horizontale et empêcher que leur poids les fasse tomber. Tel est le corset au moyen duquel les charmantes Bayadères conservent la beauté de ces organes qui se fanent si vite sous ces climats énervants.

Mais hâtons-nous de le dire, il n'y a que les corsetières de mauvais goût qui exposent à leur étalage ces corsets étranglés, inflexibles, vraies machines à tortures ; les modistes de bon sens, témoins des résultats meurtriers du corset baleiné et busqué, lui ont substitué le corset élastique, dont l'usage offre beaucoup moins d'inconvénients.

Cependant il restait encore à perfectionner ce vêtement que beaucoup de femmes s'obstinent à regarder comme la base de leur toilette, et ce perfectionnement a été apporté par Mademoiselle Piérine, dont la fabrication est de beaucoup supérieure à celle de toutes les industrielles en ce genre. Mlle Piérine fabrique ses corsets d'après les règles de l'art, éclairée par des notions d'anatomie et de physiologie.

Des médecins, appelés à examiner ces corsets, ont été unanimes sur la beauté du travail et sur les difficultés vaincues; après un scrupuleux examen de la coupe, du tissu et des matières qui entrent dans leur composition, ils leur ont donné le nom de *corsets hygiéniques*, dont voici les conditions :

Le corset hygiénique doit être exempt de toute lame et de tout corps durs capables d'exercer une compression sur les parois de la poitrine surtout à la partie correspondant à l'estomac, compression toujours dangereuse au développement, aux fonctions et à la beauté des organes mammaires. Le corset doit être fait d'un tissu élastique, ayant la propriété de bien embrasser la taille, d'exercer une pression douce, uniforme sur toute la surface du buste, de se prêter aux mouvements inspirateurs des poumons et à tous les autres mouvements du corps, sans jamais leur opposer la moindre résistance. Le corset, pour les personnes grasses, a pour unique objet de maintenir le surcroît de formes, tendant à se développer outre mesure, et de contenir la protubérance abdominale. Le corset qui remplit ces conditions mérite, en effet, le nom de *corset hygiénique* et devrait être adopté par toutes les femmes de cette catégorie.

Aujourd'hui, que l'esprit féminin possède des idées plus nettes sur les vrais principes de la beauté, le nombre des femmes de mauvais goût, qui s'étranglent la taille et déforment leur poitrine, diminue de jour en jour. Les justes appréciateurs des formes élégantes ont, depuis long-temps, fait justice de ces ridicules tailles de guêpe (1).

Telle est l'histoire physiologique du corset, que nous avons rapidement tracée, dans le but d'inspirer aux femmes une invincible aversion pour tout ce qui peut nuire à leurs santé et à leurs charmes. Puissent les faits consignés dans ce chapitre attirer leur attention et les rendre plus sages dans le choix et et la pose d'un corset.

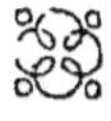

(1) Les Corsets de Mlle Piérine se trouvent à l'*Institut Hygiénique*, rue de Grammont, 5, à Paris.

CHAPITRE IV.

ORGANES MAMMAIRES. (**Seins.**)

C'est sur la poitrine des femmes que naissent et s'arrondissent ces charmants organes où l'enfant puise la vie ; c'est à leur fraîcheur et à la fermeté de leurs contours qu'est dûe leur magique influence sur l'œil le plus indifférent. Mais toutes les poitrines n'offrent pas ces organes avec la délicatesse de formes et de tissu qui excitent l'admiration : les unes n'en présentent que les rudiments ; sur les autres, au contraire, ils se développent outre mesure et atteignent quelquefois de monstrueuses dimensions.

Pour réunir les conditions de beauté exigées, les seins occuperont, sur la poitrine, une ligne horizontale parfaite ; ils s'élanceront d'une large base et, resserrant insensiblement leurs lignes sphériques, iront s'arrondir en un cône, surmonté d'un rose mamelon. (Les seins ronds comme une boule sont défectueux). De plus, ils devront offrir une harmonie parfaite de proportions, se tenir fermes naturellement et posséder cette résistance élastique, ce velouté, cette blancheur de peau, dernier terme de la perfection.

Mais nous avons vu que ces qualités ne se rencontrent jamais chez les femmes qui, dès leur jeunesse, ont fait usage du corset.

La beauté, selon l'art, exige encore que l'espace qui sépare les deux seins, soit équivalent au diamètre de l'un d'eux, et que la distance d'un mamelon à l'autre soit égale à la distance du mamelon à la fossette claviculaire.

Physiognomonie. — Des seins bien conformés, fermes, à mamelons érectiles, annoncent la santé, la fécondité et une belle organisation sexuelle. De gros seins mous, tombants, indiquent, en général, un tempérament humide, indolent ; — de petits seins désignent un tempérament contraire. —L'absence de seins accuse une organisation féminine incomplète et doit faire craindre la stérilité.

Hygiène. — Les soins hygiéniques, réclamés par les seins, sont de deux ordres : les uns regardent la peau qui doit toujours être entretenue dans un état parfait de propreté, surtout au mamelon ; les autres concernent les glandes mammaires, composées d'une agglomération de petites glandes très-impressionnables aux influences extérieures et qui demandent les plus grands ménagements.

Ainsi, la jeune femme, éclairée sur la délicatesse du tissu de ces organes, doit veiller incessamment à les soustraire aux intempéries, à la compression du corset, et aux frottements répétés, toujours nuisibles à leur fraîcheur, à leur beauté et à leur santé ; elle les préservera surtout contre les chocs et contusions qui occasionnent toujours des accidents inflammatoires, des altérations plus ou moins profondes, telles qu'engorgements, abcès, indurations, et qui quelquefois ont, pour terminaison funeste, le squirrhe, le cancer !...

Plasticité des seins. — Les Grecs anciens, qui nous ont laissé de si beaux modèles, n'estimaient que les seins de grosseur médiocre et terminés en poire. Les jeunes filles grecques, menacées d'avoir une gorge trop volumineuse, se servaient, pour en arrêter le développement, d'une pierre ferrugineuse de l'île de Naxos, Cette pierre, réduite en poudre très-fine, était délayée dans un liquide astringent, puis appliquée en cataplasme sur les seins. Ce que nous appelons la *terre cimolée* obtiendrait, probablement, le même résultat.

Les dames romaines qui ne pouvaient souffrir une grosse gorge, avaient soin de la comprimer avec une cuirasse de bandes trempées dans un liquide astringent, et parvenaient ainsi à la diminuer au détriment de sa fermeté.

Les Bayadères, depuis un temps immémorial, au lieu d'avoir les seins allongés et pendants comme les autres femmes de l'Inde, leur conservent la forme sphérique et une grosseur moyenne, en les emprisonnant dans les moules dont nous avons déjà parlé.

Dans une contrée d'Espagne, c'était une beauté, dit la comtesse d'Aulnoy, que d'avoir une poitrine plate, et les femmes étaient parvenues, au moyen de plaques de plomb appliquées sur la gorge et fortement serrées avec des bandes, à s'atrophier les seins si complètement qu'elles n'en offraient plus que les vestiges. — Dans certaines localités d'Auvergne, les femmes ont la poitrine plate et les seins très-peu développés. Ce défaut provient du corsage de leur robe qui est cuirassé de larges buscs en bois.

On voit, par ce qui précède, que la compression a été le moyen le plus généralement employé pour diminuer le volume des seins; ce moyen, n'est, en réalité, que prophylactique, c'est-à-dire qu'il peut prévenir le développement des gorges naissantes, et il doit être considéré comme stérile ou à peu près comme tel, lorsque la gorge a pris toute sa croissance. Dans ce dernier cas, il ne fait que déformer les seins, les applatir et augmenter leur circonférence. Si la compression pouvait être appliquée directement sur l'artère mammaire, nous croyons que la diminution du sein aurait lieu sans entrainer sa déformation, mais ce procédé, d'exécution difficile, n'est jamais employé.

De nos jours, la médecine se sert, avec succès, d'un agent très-énergique pour combattre l'engorgement et l'induration des glandes : c'est l'iode sous diverses formes. On a vu des glandes énormes s'affaisser et disparaître sous la puissante action de ce médicament, qui n'offre rien de dangereux. Or, les femmes, affligées d'un surcroît excessif de gorge, devront d'abord se mettre au régime de l'entraînement, propre à maigrir, (Voyez l'*Hygiène générale de la Beauté*) puis se frictionner les seins, deux fois par jour, avec la pommade de Walther ou avec la pommade d'hydriodate de potasse. Afin de rendre le succès plus prompt, elles feront bien de se mettre à l'usage des pilules d'iodure de potassium. Sous l'influence de cette efficace médication, on a vu des glandes et des seins énormes s'affaisser complètement.

La nature a voulu que les mamelles des femmes en couche devinssent le réservoir du premier aliment de l'enfant nouveau né ; à ce point de vue elles méritent une attention spéciale. Les femmes qui allaitent donnent un cours naturel à leur lait et sont, par cela même, exemptes des maladies de ces organes. Mais les mères qui ne veulent ou ne peuvent pas remplir le devoir de nourrice, sont exposées à diverses maladies toujours défavorables à la pureté du sein. En effet, le sein gonflé par le lait, qui y afflue en abondance et qui ne trouve pas d'issue, doit être résorbé et rentrer dans l'économie. C'est pendant ce travail que surviennent la fièvre de lait et l'inflammation des glandes mammaires; cette inflammation n'étant pas traitée d'une manière convenable peut donner lieu à des abcès, à des indurations, à des squirrhes, etc., alors la beauté du sein est perdue pour jamais. Aussi nous ne saurions trop répéter aux femmes enceintes de ne jamais prêter l'oreille aux remèdes presque toujours absurdes des vieilles commères, et de n'écouter strictement, en cette circonstance, que les conseils d'un homme de l'art; c'est le seul moyen d'éviter de graves accidents et des regrets.

Pour dissiper la turgescence des mamelles et faire, comme on dit vulgairement, *passer le lait*, la seule indication est de combattre modérément l'excitation des glandes mammaires et de tarir peu à peu le lait qui gorge les conduits lactifères. On parvient à ce but : 1° en recouvrant la poitrine de serviettes chaudes fixées par un bandage qui exerce une légère compression; 2° en observant un régime diététique sévère; 3° en ayant soin d'entretenir la liberté de tous les couloirs du corps, c'est-à-dire de veiller attentivement à ce que les selles, les urines, les lochies et les sueurs s'écoulent avec la plus grande facilité. — Avec cette simple méthode, il n'est nullement nécessaire de cataplasmes ou autres topiques astringents qui sont irrationnels, pendant les premiers jours de l'accouchement. La douce chaleur du lit, une tisane chaude, entretiennent la moîteur de la peau; quelques lavements émollients ou de légers purgatifs favorisent la liberté du ventre et suffisent ordinairement pour tarir le lait et dissiper le gonflement des seins.

Des Mamelons. — Un mamelon trop

gros de même qu'un mamelon trop petit sont deux vices qu'il faut combattre dès le principe. On développe les mamelons à peine sensibles par des frictions et succions répétées, et aussi par l'usage de topiques excitants ; on diminue les gros mamelons par des moyens contraires.

Le mamelon est sujet à des entamures, à des gerçures, qui, négligées, peuvent se creuser profondément et causer de vives douleurs. Sous l'influence d'une irritation qui le tuméfie, ce charmant organe qu'on a si heureusement comparé à un bouton de rose, perd sa fraîcheur, passe au rouge lie de vin, au bleu livide, se flétrit, et si on n'arrête point les progrès du mal, un ulcère rongeur peut se développer, et cruellement endommager cet organe. Pour prévenir ces funestes conséquences, le plus sûr moyen est de l'oindre, dès qu'on aperçoit une gerçure, avec la pommade suivante :

Pommade contre les Gerçures :

Graisse de rognon de veau. .	60	grammes.
Miel.	15	—
Huile d'olives.	15	—
Camphre.	4	—

Faites, selon l'art, une pommade.

Si l'excès de volume des seins est un vice qu'on cherche à réprimer, il faut croire que leur absence est un défaut capital, puisque nous voyons tous les jours, exposés, à l'étalage des modistes, de délicieux appas bourrés de coton ou de raclures de baleine, et, ce qui vaut mieux encore, fabriqués en tissus élastiques, offrant le relief et le creux, à la façon des cartons estampés. Les jeunes femmes à qui la nature oublia de faire ce doux présent, les coquettes à poitrine plate, au lieu d'avoir recours à cet artifice, pour arrêter sur elles un regard admirateur, devraient jeter au feu leur corset et essayer un des procédés calliplastiques indiqués plus bas.

Divers procédés pour augmenter le volume des seins. — Les orientaux aiment et n'apprécient que les gros et forts appas ; leurs femmes ont trouvé le secret d'obtenir un surcroit de gorge au moyen de frictions et d'une alimentation particulière ; (Voyez le chapitre Maigreur de l'*Hygiène et Perfectionnement de la Beauté humaine.*)

En Egypte, et dans presque toute la Nigritie, la beauté du sein consiste dans sa monstrueuse longueur. Les femmes de ces contrées malaxent les seins de leurs filles, puis les serrent avec des bandes et même avec des cordes, à la manière d'un saucisson de Lyon, ficelé. Ces manœuvres long-temps répétées font acquérir aux seins une forme longue et pendante; il n'est pas rare de rencontrer des femmes dont les mamelles arrivent jusqu'aux genoux. Du reste, cette longueur était nécessaire, puisque les femmes dont il est question portent toujours leurs enfants derrière le dos et les allaitent en jetant leurs mamelles pardessus l'épaule. Ceci peut paraître une exagération, un conte, et c'est cependant une vérité. On peut, à cet égard, consulter les récits de tous les voyageurs.

Chez nous, où la beauté du sein existe dans sa forme sphérique, son volume médiocre et la fermeté de son tissu, c'est à d'autres moyens qu'il faut avoir recours. — Le manque de seins chez les filles pubescentes, dépend souvent de la compression du corset, d'où résulte un défaut de nutrition des glandes mammaires; pour remédier à cette atrophie, on conseille d'abord de débarrasser la poitrine de toute compression ; ensuite de lotionner les seins de temps à autre avec une eau excitante, aromatique et de les soumettre à des frictions légères, mais souvent répétées, afin d'attirer une plus grande quantité de sang à la partie ; ces frictions doivent se pratiquer circulairement soit avec un gant de peau, soit avec une douce flanelle, et durer quelques minutes. Il est indispensable de joindre à ces moyens le régime alimentaire indiqué dans l'*Hygiène de la Beauté*.

Plusieurs orthopédistes se sont servis, pour développer les seins atrophiés, de moules en caoutchouc. Ces moules, appliqués sur les seins, en pressent mollement la base et les forcent à s'allonger d'une façon d'abord imperceptible, mais qui, avec le temps, ne laissent pas que de donner un beau résultat.

L'application de larges ventouses, répétée plusieurs fois par jour, sur le sein même, a été préconisée comme le moyen le plus efficace ; et, en effet, la violente aspiration que produit le vide fait entrer dans la ventouse le sein presqu'en entier ; elle attire le sang à cette partie et en augmente la vitalité. Mais pour obtenir un résultat avantageux, il est essentiel de se servir d'un système de ventouses graduées en largeur. On commence par se servir de la plus étroite, et à mesure que le sein se développe on arrive graduellement jusqu'à la plus grande, de manière à obtenir un sein à large base. Plusieurs femmes, célèbres dans les annales de la beauté, ont obtenu, par un moyen semblable, des appas dont elles ne possédaient que les rudiments ; on cite, entre autres, Mme de Pompadour.

CHAPITRE V.

ÉPAULES. — TAILLE. — ABDOMEN.

Les **Épaules** sont une des parties du corps que les femmes aiment à offrir aux regards admirateurs. De belles épaules blanches et bien soignées, non-seulement charment les yeux, mais annoncent encore la propreté du corps, une santé brillante; et telle femme à qui la nature refusa un joli visage doit aux attraits de ses épaules l'avantage de fixer autour d'elle plus d'un adorateur; car les épaules blanches, grasses, potelées, ont des charmes auxquels nul regard ne reste indifférent.

La beauté de épaules réside dans leur symétrie parfaite, en hauteur et en largeur; dans leurs lignes et leurs courbes qui, partant des omoplates, vont se perdre insensiblement dans la gouttière vertébrale. Les épaules de la femme doivent être grasses et charnues afin de cacher les saillies disgracieuses qu'occasionnent les omoplates. Depuis les attaches du cou jusqu'aux lombes, les épaules et le dos doivent offrir une surface légèrement arrondie, potelée, unie et d'une blancheur uniforme. Les femmes savent très-bien qu'on se passionne pour de belles épaules, et ce motif doit les engager à ne pas négliger l'hygiène de cette région.

Physiognomonie. — Les épaules larges, épaisses, indiquent la force physique, un esprit rude mais bon. — Les épaules maigres, étroites, décèlent un esprit fin et subtil. — Les épaules voûtées, qui ne dépendent pas d'un vice de conformation, annoncent la persévérance dans le travail.

Hygiène des Épaules. — L'hygiène des épaules consiste à éviter tout ce qui peut ternir leur peau, les meurtrir, les fatiguer, tels que baleines, lacets, bretelles de corsets, de robes, etc. On entretient la fraicheur des chairs et la souplesse du derme par les mêmes bains et lotions conseillés dans l'*Hygiène de la Peau*, et si, par fois, le hâle ou quelques tristes éphélides venaient en ternir la pureté, on aurait recours aux recettes indiquées dans le même ouvrage, contre ces affections.

Le procédé des dames romaines pour la toilette des épaules n'est pas à dédaigner ; on sait que ces luxueuses dames se faisaient alternativement poncer et arroser d'essences à la sortie du bain. Voici, comment elles procédaient à cette toilette :

Elles commençaient par prendre un bain entier d'une demi-heure ; vers la fin du bain, des esclaves onctionnaient les épaules d'huile fine parfumée, et d'une main légère frottaient la peau en tous sens afin de bien l'imprégner du liquide onctueux. Cela fait, les esclaves savonnaient les épaules de leurs maîtresses et les lavaient à grande eau ; immédiatement après elles passaient au massage qui durait jusqu'à ce que la peau, débarrassée de toutes les parties onctueuses, s'offrit souple et veloutée comme un gant de peau de castor.

Plusieurs coquettes romaines se faisaient poncer, avant le massage, avec une ponce imbibée d'huile.

Mais de tous les procédés connus pour nettoyer les épaules, les rendre blanches, lisses et veloutées, le meilleur est celui-ci : — On prend, gros comme une noisette, de *crême-neige*, on l'étend sur toute la surface des épaules et on frictionne, en tous sens, avec la main. Les frictions terminées, on laisse agir pendant un quart-d'heure, puis on essuie la peau avec un linge fin, on la savonne avec le *savon chimique*, et l'on termine par un lavage complet avec la *pâte callidermique*; alors la peau est arrivée au plus haut degré de blancheur, de souplesse et de douceur qu'elle puisse avoir. (1)

Aisselles. — La sueur abondante des aisselles entraîne, avec elle, plusieurs inconvénients, d'abord celui de mouiller, de tâcher les vêtements et celui, plus capital encore,

(1) On trouvera, dans un petit ouvrage intitulé : *Hygiène des Baigneurs*, un choix de bains cosmétiques et callidermiques des plus favorables à la beauté de la peau. Chez Garnier, libraire, Palais-National, à Paris. Prix : 2 fr.

d'exhaler une odeur qui, chez les personnes rousses, n'est rien moins qu'agréable, pour ne pas dire insupportable.

Cependant il faut respecter les sueurs axillaires, parce que la nature ayant établi par cette voie un moyen d'élimination, leur suppression amènerait infailliblement un dérangement plus ou moins grave dans la santé de l'individu. Mais il est des moyens hygiéniques propres à masquer et même à prévenir cette incommodité.

Hygiène des Aisselles.— Les personnes affectées de ces sueurs devront, chaque matin, se laver le dessous des bras, avec une eau très-légèrement aromatisée au *lait d'Hébé*, à la température naturelle, en été, et tiède en hiver. Après avoir parfaitement essuyé la partie avec un linge fin, on place dans le creux de l'aisselle, un petit sachet de toile très-fine, rempli de poudre d'Iris, qui a la propriété d'absorber la sueur et de modifier l'odeur. On doit toujours avoir plusieurs sachets de rechange afin de remplacer ceux que la sueur a mouillés. Je connais une jeune personne qui, par ce procédé fort simple, est parvenue à masquer si complètement la fétidité de ses sueurs, qu'on ne s'est jamais aperçu de son infirmité dans les sociétés qu'elle fréquente. On conseille aussi de boire une décoction de racines d'artichaux qui, assure-t-on, a la propriété d'attirer sur les reins le principe fétide qui est ensuite expulsé par les urines.

Taille. — La taille est cette région comprise entre la base de la poitrine et les os du bassin ; sa beauté existe dans ses proportions et l'harmonie de ses rapports avec les autres parties du corps ; son élégance dans sa souplesse et la facilité de ses mouvements, qui doivent toujours être indépendants de ceux du bassin.

Ainsi qu'un petit nez sur une large face et un gros nez sur un petit visage sont laids, bien laids ; de même sont affreuses et ridicules les tailles minces sur de larges hanches et des tailles épaisses soudées à une poitrine étroite.

Non, mille fois non ! la beauté, la grâce d'une taille ne se trouve point dans un étranglement hideux ; l'absurde convention qui force les femmes à se comprimer les flancs est une dépravation du goût dont nous avons démontré les funestes conséquences.

Physiognomonie. — Une taille élancée, en harmonie avec la poitrine et les hanches, annonce une heureuse constitution et beaucoup d'activité physique. — Une taille massive est l'indice d'un caractère ami du repos. — La taille, dont la finesse n'est due qu'au corset, révèle tantôt de ridicules prétentions, beaucoup d'amour pour la louange et peu d'esprit; tantôt elle décèle une femme légère, sans réflexion, qui se met à la torture pour suivre la mode, et que les esprits sérieux rangent au nombre des moutons de Panurge.

Hygiène. — Les soins à donner à la taille se réduisent à peu de chose, pour les personnes bien constituées; il s'agit tout simplement de la laisser en liberté. Quant aux personnes affligées de difformités, on leur conseille, non des corsets fabriqués par des corsetières qui s'entendent plutôt à déformer le corps qu'à le redresser, mais des corsets ou bandages fabriqués par des artistes spéciaux qui se livrent à la fabrication des pièces orthopédiques.

Abdomen *ou ventre.* — Cette région du corps humain n'a aucune expression par elle-même, mais elle peut, selon que ses proportions sont en trop ou en moins, défigurer la forme humaine. Presque plane chez l'homme et légèrement bombé chez la femme, le ventre doit sa beauté à l'harmonie de ses proportions avec celles des parties voisines.

Physiognomonie. — Les ventres plats et rentrants sont propres aux tempéraments mélancoliques. — Les ventres gros et saillants annoncent un esprit grossier et une grande activité du système gartro- intestinal.

Hygiène. — Le ventre, à raison des organes importants qu'il contient, doit être mis à l'abri des variations atmosphériques et de toutes les influences qui pourraient intéresser l'intégrité de ses téguments. On recommande aux personnes sujettes aux dérangements de ventre d'y faire de temps à autre quelques frictions sèches ou aromatiques et de porter une ceinture de flanelle. Les personnes obèses feront usage de bandages propres à soutenir un poids qui les gênerait dans leurs mouvements.

CHAPITRE VI.

Sans Titre,

S'ADRESSANT AUX FEMMES.

La femme est astreinte, par son sexe, à plus de propreté que l'homme ; aussi ses soins de toilette sont-ils plus recherchés, plus nombreux. Cela devait être ainsi, puisque le désir dominant des femmes est de plaire, d'être belles, et que la propreté réhausse et peut même remplacer la beauté. Sans nous immiscer aux détails d'une toilette que Mesdames les femmes connaissent beaucoup mieux que nous, sans nul doute, il nous a cependant semblé utile de rappeler, dans ce court chapitre, quelques généralités hygiéniques relatives à la région innominée dont il va être question.

Ne jamais oublier les ablutions quotidiennes qui, chez les peuples orientaux, sont un précepte de religion rigoureusement observé.

Se servir toujours d'eau froide pour ces ablutions, excepté aux jours néfastes où l'eau tiède doit être substituée à l'eau froide.

Aux époques du tribut mensuel, multiplier les soins de propreté, renouveler souvent les linges, afin de s'exempter de toute odeur, et prendre un bain général le lendemain du dernier jour.

Proscrire de cette toilette les eaux astringentes, les laits virginaux, les vinaigres même les plus renommés, car il est désormais bien reconnu que les excellentes vertus des plus fameux vinaigres n'existent que dans les prospectus et affiches ; la médecine et l'expérience démontrent, chaque jour, les funestes effets des acides sur la peau, qu'ils durcissent et rendent luisante ; l'action des vinaigres est encore plus funeste aux membranes muqueuses qui sont desséchées, raccornies par leur usage et privées d'élasticité, de fraîcheur. L'eau naturelle aromatisée de quelques gouttes d'eau de Cologne et mieux de *lait d'Hébé,* est le seul cosmétique dont doive se servir une femme jalouse de la conservation de ses charmes.

N'oublions pas de dire qu'une coupable négligence dans les soins de toilette de cette partie amène bien souvent de tristes résultats, soit pour la santé, soit dans les rapports entre les époux. Nous recommandons ce point important à la méditation des femmes qui se plaignent de la froide indifférence de leurs maris.

Les affections légères dont cette région peut devenir le siége, sont les rougeurs, démangeaisons, ardeurs, excoriations occasionnées, soit par la marche, les sueurs âcres, les frottements, etc. ; elles cèdent facilement aux lotions émollientes, aux bains de siége et aux onctions de *crême-neige*, qui possède la précieuse vertu de calmer les irritations et de rendre à la peau sa fraîcheur.

On trouvera dans notre *Hygiène du Mariage* (1) un choix de conseils, de formules et de moyens efficaces contre le relâchement et l'atonie des muqueuses, que nous ne pouvons donner dans cette brochure.

Des maladies plus graves, les unes organiques, les autres dues à une débilité générale, fanent horriblement les organes en question; nous voulons parler des dérangements et suppressions du tribut lunaire tels que l'aménorrhée, la dysménorrhée et le relâchement des muqueuses qui donnent lieu à ces tristes leucorrhées ou fleurs blanches, si communes dans les grandes villes, maladie qui vieillit la femme en débilitant sa constitution. On ne saurait trop recommander aux jeunes femmes affligées de cette maladie de se soumettre, sans retard, à un traitement, car, s'il est facile de la guérir quand on s'y prend à temps, il est très-difficile de s'en débarrasser lorsque la chronicité en a fait une habitude.

D'après les nombreuses observations, faites depuis plusieurs années, sur les divers traite-

(1) Chez Moquet, libraire. — Prix : 2 fr. 50.

ments dirigés contre la leucorrhée, le traitement anti-leucorrhéïque du docteur Pierquin aurait obtenu les plus beaux résultats; nous nous empressons d'en donner le résumé.

Chocolat Ferrugineux.

Hydriodate de fer. . . .	8 grammes.
Chocolat à la vanille. . .	500 —

On déjeûne d'abord avec une demi-tasse et quelques jours après avec la tasse entière.

Eau.

Hydriodate de fer. . . .	32 grammes.
Eau.	500 —

Les parties doivent être lavées et injectionnées avec cette eau, plusieurs fois par jour.

Pastilles.

Hydriodate de fer.	4 grammes.
Safran en poudre.	16 —
Sucre.	250 —
Gomme adragante à la cannelle	q. s.

Faites selon l'art une masse que vous diviserez en 240 pastilles.

On en prend dix par jour et l'on augmente d'une tous les trois jours. Ces pastilles remplacent le chocolat.

Pommade.

Hydriodate de fer.	16 grammes.
Axonge fraîche.	32 —

Préparez une pommade selon l'art. — Faites, matin et soir, à la partie interne des cuisses, des frictions avec gros comme une noisette de cette pommade.

Vin.

Hydriodate de fer.	10 grammes.
Vin de Bordeaux.	500 —

La dose est d'une cueillerée à soupe soir et matin. Ce vin est également très-bon contre les scrofules et l'aménorrhée.

Nous conseillerons aussi les préparations d'*iodure de fer* du docteur Toubin, dont la prodigieuse efficacité a été constatée par un grand nombre d'habiles praticiens. Sous leur énergique influence, il n'est pas rare de voir les leucorrhées et aménorrhées les plus invétérées être complètement guéries, en moins d'un mois, et la femme reprendre son embonpoint, sa fraîcheur.

Ces diverses préparations se trouvent, dans toute leur pureté, à la pharmacie SAVOYE, *boulevard Montmartre, 4, Paris.*

Si, à ce traitement, la femme leucorrhéïque joint les exercices gymnastiques, les bains froids, les voyages, une bonne alimentation et une vie active, elle a toutes les chances de se débarrasser radicalement d'une maladie dont la triste influence la rend, par fois, stérile, et qui retentit toujours, plus ou moins défavorablement, sur sa progéniture.

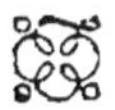

CHAPITRE VII.

DES JAMBES.

Il existe deux types de belle conformation de jambe, celui de l'hercule de Farnèse, pour la force ou développement musculaire, et celui d'Apollon, pour la grâce. — Deux types également s'offrent chez la femme, celui de Vénus pour la suave délicatesse, et celui de Diane pour les formes un peu plus prononcées.

Il est peu d'individus qui puissent égaler ces modèles; beaucoup, au contraire, ont des jambes mal conformées, les uns les ont trop grosses ou trop minces, les autres trop courtes ou trop longues; chez celui-ci le mollet n'existe qu'à l'état rudimentaire, chez celui-là il remonte trop haut ou descend trop bas; enfin, il n'est point rare de rencontrer des sujets qui offrent une déviation du genou en-dedans ou en-dehors; de là les dénominations de *cagneux, bancals, tortus, etc.*

Les jambes doivent être proportionnées au reste du corps et présenter un appui solide à l'édifice humain. Les cuisses seront larges et grosses à leur naissance et iront en s'amincissant jusqu'au genou. Le jarret doit être nerveux, chez l'homme, et l'articulation du genou ferme et tendineuse; chez la femme le genou doit être arrondi et la proéminence rotulienne presque imperceptible. La jambe, proprement dite, doit se renfler à quelques pouces du jarret et offrir un mollet saillant, bien arrondi, puis se terminer, sans inflexion brusque en une extrémité fine, mais donnant au pied une attache ferme et solide.

Physiognomonie. — De longues jambes, minces et grêles annoncent un caractère bonnasse. — De grosses et courtes jambes trahissent un esprit lourd. — Les jambes chargées de graisse indiquent un naturel apathique.

— De fortes jambes à saillies musculaires et tendineuses annoncent la vigueur physique. — Des jambes délicates mais bien proportionnées sont un indice de finesse d'esprit.

Hygiène.— Rien de plus commun, parmi les mères et les nourrices, que cette impatience qui les porte à faire marcher trop tôt leurs nourrissons. Il arrive alors que les os, trop tendres pour supporter le poids du corps, cèdent à ce poids, et les jambes se dévient en-dedans ou en-dehors, selon la position que l'enfant adopte instinctivement. Les parents qui négligent d'apporter remède à ces déviations ont la douleur de voir leurs enfants grandir avec des membres contrefaits. Un moyen très-simple de prévenir et même de combattre les déviations des jambes, chez l'enfant, est de ne plus le faire marcher ; on lui procure de l'exercice en le laissant étendu sur un tapis où, dégagé de toute entrave, il se tourne, s'agite et se roule en tous sens ; bientôt ses membres se développent, ses os ne tardent pas à se redresser et à prendre assez de solidité pour supporter désormais le poids du corps.

Les vices scrofuleux, rachitiques ; les constitutions héréditairement faibles et débiles, sont aussi une cause puissante de déviations des jambes, c'est alors à la médecine d'y porter remède.

Moyen de diminuer le volume des jambes. — La grosseur des jambes qui dépend de l'excès de nutrition causée par un exercice incessant, comme chez les danseurs, les coureurs, se combat par le repos des membres inférieurs et l'action des bras. On peut agir directement par la compression, c'est-à-dire en enfermant la jambe dans un bas en peau ou en fort coutil étroitement lacé. L'usage de ces bas long-temps continué a quelquefois diminué le volume de la jambe jusqu'à la rendre maigre.

Pour augmenter le volume de la jambe. — Les exercices fréquemment répétés des jambes, comme la course, le saut et surtout la danse sont des moyens sûrs d'accroître leur volume en appelant dans leurs tissus une grande quantité de sucs nutritifs ; les frictions avec un excitant aromatique aident beaucoup au développement des muscles. Si cependant la nutrition au lieu de s'arrêter, en grande partie, sur les muscles du mollet, se portait trop abondamment sur le bas de la jambe ou sur la région du genou, il conviendrait de la modérer par une genouillère dans le premier cas, et dans le second par une demi-guêtre embrassant étroitement les malléoles et la partie inférieure de la jambe; alors le mollet, recevant la presque totalité des sucs nutritifs, se développe en pleine liberté, tandisque le bas de la jambe reste fin et tendineux. On ne saurait trop recommander de proscrire l'usage des liens trop serrés tels que les jarretières au-dessous du genou, et les rubans de fil qui servent ordinairement à fixer le bas du caleçon des hommes; ces ligatures, gênant la circulation du sang, occasionnent l'engorgement des malléoles et bien souvent des varices incurables.

Jarretières.— Un mot sur cette partie du vêtement. Les jarretières ne sont point une invention de la civilisation moderne; quoique les bas fussent inconnus aux Romains, ils se servaient de jarretières pour fixer une espèce de caleçon de toile fine. Les jarretières des patriciennes se faisaient remarquer par leur richesse ; c'était à qui surpasserait sa rivale dans ce genre de parure. L'historien Julius Pollux nous apprend que le prix des jarretières de certaines dames romaines dépassait cent mille francs, et que l'impératrice Sabine en possédait une paire évaluée à un million, à cause des pierreries qui l'entouraient et des riches camées qui leur servaient de fermoir.

Depuis l'invention des bas, les jarretières sont devenues indispensables ; on a cherché à atténuer, autant que possible, les inconvénients qu'elles offrent, en les fabriquant avec le laiton tourné en spirale et le caoutchouc, matières douées d'une grande élasticité, qui leur permet de se prêter aux divers mouvements de la jambe et de n'exercer qu'une douce pression. Les jarretières non-élastiques sont dangereuses en ce qu'elles ligaturent la partie, retardent la circulation sanguine, occasionnent l'engourdissement de la jambe et du pied, disposent aux varices et à l'engorgement des tissus.

On ne saurait faire l'histoire des jarretières

sans raconter l'aventure de la comtesse *de Salîsbury*; nous nous bornerons à dire que cette jolie femme ayant laissé tomber une de ses jarretières dans un bal, le galant Edouard III, roi d'Angleterre, la ramassa avec empressement et l'attacha aussitôt à sa jambe. Pour fermer la bouche aux courtisans qui s'apprêtaient à rire de l'aventure, Edouard institua *l'ordre de la Jarretière*, avec cette devise autour : *Honni soit qui mal y pense*. Cet ordre ne se confère qu'aux grands dignitaires.

Ce fut jadis une grande affaire de savoir si les femmes devaient attacher leurs jarretières au-dessus ou au-dessous du genou. Les *casuistes* décidèrent pour le dessous, ce qui parut fort peu hygiénique aux dames; quelques *casuistes* allèrent même jusqu'à déclarer mondaine, la femme qui porterait ses jarretières au-dessus. Les hommes de l'art intervinrent et prouvèrent que le lieu d'élection était au-dessus du genou, par la raison qu'en cet endroit, la jarretière gênait moins la circulation et le développement des muscles du mollet. Il y eut de part et d'autre des invectives, des pamphlets et le croira-t-on des haines, des menaces! Etait-ce donc une affaire de théologie pour montrer tant d'intolérance? Ces bons casuistes de quoi se mêlaient-ils... Enfin, l'avantage resta aux hommes de l'art, et les femmes, jalouses de conserver les courbes élégantes de leurs mollets, attachèrent la jarretière au-dessus du genou.

Nous croyons cependant qu'il serait plus convenable d'avoir deux paires de jarretières, l'une pour le dessus et l'autre pour le dessous, parce qu'un lien sans cesse appliqué au même endroit et durant la vie entière doit nécessairement y laisser une dépression. Ces deux paires de jarretières, dont on se servirait alternativement, obvierait, en partie, au défaut que nous venons de signaler.

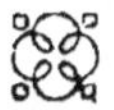

CHAPITRE VIII.

LES PIEDS.

Les pieds servent de base à la charpente humaine et doivent, par conséquent, présenter les conditions de forme et de solidité qu'exigent leurs fonctions.

Les pieds bien faits doivent offrir une longueur et une largeur médiocres, des orteils bien conformés et gradués ; l'espace qui existe inférieurement à la naissance des orteils, doit former une ligne cintrée; le défaut de ce cintre donne lieu à l'imperfection nommée *pied plat*.

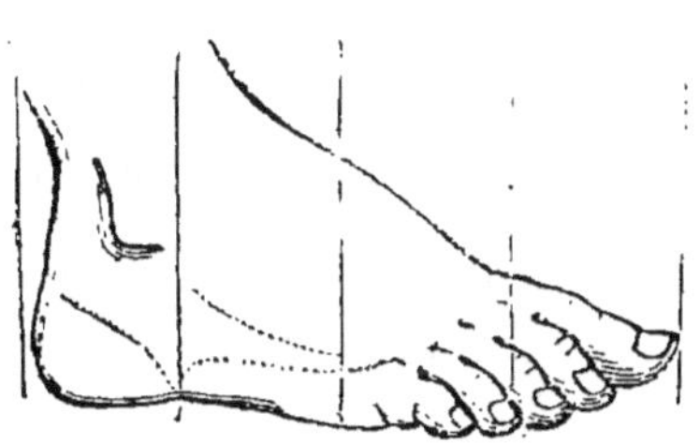

Selon les règles de l'art, le pied doit avoir une tête de longueur et cette longueur se divise en quatre parties égales : La 1re commence au talon et finit à la malléole; la 2me de la malléole à la partie moyenne du coude-pied; la 3me de cette partie à la naissance des orteils; et la 4me se termine à l'extrémité du gros orteil. (*Voyez la figure.*)

Les pieds trop courts ou trop longs, trop minces ou trop épais, trop larges ou trop étroits s'éloignent également du type de la beauté.

Il est fort peu de sujets dont les pieds possèdent strictement les proportions que nous venons de décrire, le plus grand nombre, au contraire, s'en écarte plus ou moins. Les innombrables différences que l'on rencontre

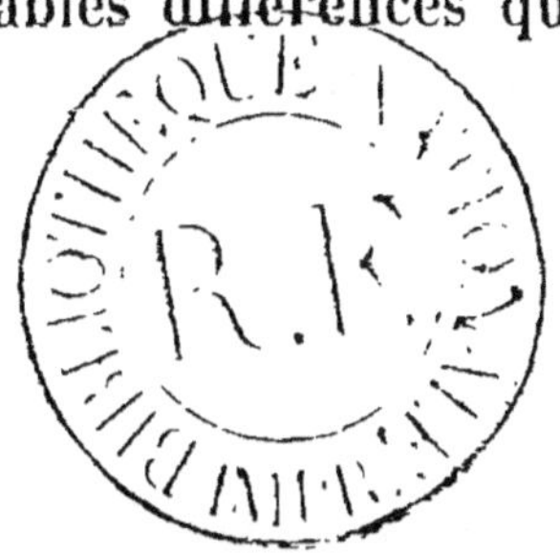

dans la conformation des pieds dépendent en général :

1° — **De l'origine ou naissance**, c'est-à-dire de la condition sociale à laquelle on appartient. Les sujets issus de famille aisée qui portent, dès le bas-âge, des chaussures fines et souvent renouvelées, auront le pied mieux fait que ceux qui sont forcés de faire usage de chaussures lourdes, massives et fabriquées pour durer long-temps. Les individus marchant beaucoup, les chasseurs, les danseurs et tous ceux ou celles qui exercent beaucoup les membres inférieurs, ont le pied plus fort que les personnes qui vont en voiture ou mènent une vie sédentaire.

2° — **De la Chaussure :** Il est incontestable que le pied s'alonge ou s'élargit, selon qu'il est comprimé sur les côtés, ou du talon à la pointe. On conçoit facilement qu'à l'âge où le pied grandit, si l'enfant conserve une chaussure devenue trop courte et qui s'avachit, la croissance s'effectuera en largeur au lieu de s'effectuer en longueur.

3° — **De la nature du sol de la contrée.** Les montagnards ont ordinairement le pied plus large que l'habitant des plaines.

4° — **De l'idée de beauté** que chaque peuple attache à telle ou telle conformation des pieds et des procédés qui sont employés pour obtenir cette conformation. Ainsi, les Chinois qui n'estiment qu'un pied très-court, emprisonnent, dès la première enfance, les pieds des filles dans un brodequin de cuir bouilli, de bois ou de métal, afin de s'opposer à leur alongement naturel; il arrive alors que les pieds s'atrophient ou acquièrent en épaisseur ce qu'ils perdent en longueur. — Les Anglaises obtiennent un pied très-long et très-mince également au moyen de la compression exercée, dès le bas-âge, par la chaussure. Les créoles Péruviennes, pour empêcher le développement du pied, l'entourent de bandelettes trempées dans une eau astringente. — Les Françaises qui ont une idée plus juste de la beauté de ces organes méprisent un pied trop long ou trop court, trop large ou trop mince. Les dames du monde obtiennent un pied fin et mignon, mais proportionné, en se servant, dès la jeunesse, de chaussures graduées qu'elles changent aussitôt que le cas l'exige. Il faut dire aussi que l'adresse des cordonniers et bottiers français a porté l'art de la chaussure à ce degré de perfection qu'il est difficile de dépasser, et qui sert parfaitement la coquetterie de nos jolies dames.

Physiognomonie.— Les pieds, de même que les mains, offrent des différences notables, selon l'âge, le sexe, la naissance et les professions. L'homme a le pied plus fort que celui de la femme ; le montagnard l'a plus large que l'habitant des plaines ; cet organe est aussi plus développé chez l'individu qui marche beaucoup que chez celui qui mène une vie sédentaire. — Le danseur porte la pointe du pied très en-dehors ; l'écuyer, au contraire, marche le pied tout-à-fait droit. — Le campagnard, l'homme de peine marchent pesamment ; le citadin, le petit maître s'avancent à pas légers. Enfin, un pied mince, délié, bien fait est le signe d'une origine aisée et d'une éducation soignée ; des pieds gros, larges, bosselés, mal faits sont l'indice ou de la *podagrie* ou d'une basse extraction.

Hygiène des Pieds. — Les pieds exigent des soins de propreté journaliers ; négliger ces soins, c'est s'exposer à des incommodités repoussantes et souvent fort douloureuses. Il est urgent de se laver les pieds et de changer de bas, de chaussettes et de chaussure chaque fois que le cas l'exige. On doit opérer fréquemment le nettoyage des ongles, de l'épiderme durci et peaux mortes, afin de prévenir les durillons, callosités et cors, dont on connaît la douloureuse incommodité. La toilette ne nécessite point, chaque fois, un pédiluve prolongé, il suffit de se laver les pieds comme on se lave les mains, ou bien avec une éponge, de manière à enlever les impuretés que la sueur a déposées entre les orteils. Il est inutile de recommander de ne point laver les pieds avec de l'eau froide, lorsqu'ils sont en moiteur; tout le monde connaît les accidents auxquels peuvent donner lieu les sueurs arrêtées.

Une manière peu dispendieuse de bien se nettoyer les pieds est celle-ci :

Faites bouillir deux litres d'eau et jetez-y autant de son qu'il en faut pour former une pâte claire; puis enfoncez-y vos pieds pendant une demi-heure. Avant de les retirer, frottez-les dans tous les sens; ensuite ayez un autre vase contenant de l'eau tiède aromatisée avec un peu d'eau-de-vie de Lavande, dans laquelle vous les plongez pour leur donner un dernier lavage.

Les personnes qui voudront se nettoyer parfaitement les pieds et leur enlever toute odeur, devront les laver de même que les mains, avec la *pâte callidermique*, qui a la propriété de blanchir, d'adoucir et de parfumer la peau.

Pendant les chaleurs de l'été, surtout après avoir marché, les pieds sont généralement sujets à une moîteur plus ou moins abondante; il est même beaucoup de personnes chez qui la sueur des pieds devient une incommodité.

La sueur immodérée des pieds reconnaît pour causes principales une prédisposition naturelle et sa saison. Cette incommodité, beaucoup plus fréquente chez les hommes que chez les femmes, est accrue par le défaut de propreté des pieds et des bas ou des chaussettes qui ne sont point assez souvent renouvelées. Il arrive aux pieds enfermés dans une botte ce qui arriverait à toute autre partie du corps enveloppée d'un tissu imperméable : la transpiration, ne pouvant s'évaporer et n'étant plus absorbée par des bas qui en sont saturés, se condense et forme autour du pied une atmosphère humide qui maintient la dilatation des pores et donne lieu à une transpiration plus abondante. Si le lendemain et les jours suivants on porte les mêmes bas et chaussures, alors de nouvelles sueurs s'ajoutant à celles des jours précédents, forment une crasse putrescible qui répand une odeur fétide. Outre les immenses inconvénients de cette odeur, les sueurs immodérées peuvent, par leur âcreté, occasionner une irritation, des gerçures, des écorchures et des éruptions érésypélateuses suivies de douleurs très-vives.

Moyens de corriger l'incommodité des sueurs. — Nous établirons en principe que les seuls vrais moyens de remédier, sans inconvénient pour la santé, aux sueurs immodérées, est la propreté, mais une propreté stricte, incessante des pieds et de la chaussure. Cette propreté consiste 1° à avoir des souliers, bottes ou bottines de rechange de façon à ce qu'on puisse les laisser reposer et aérer pendant un ou plusieurs jours ; 2° changer les bas ou chaussettes qu'on porte, aussitôt que la sueur les pénètre ; 3° se laver les pieds matin et soir, et même dans la journée, s'ils ont de l'odeur. Nous avons déjà dit que le nettoyage des pieds ne nécessitait point toujours un pédiluve prolongé et qu'il suffisait de les laver comme on lave les mains, c'est-à-dire les nettoyer promptement avec un linge mouillé et les essuyer de même.

Les femmes, pendant la période menstruelle, doivent éviter l'immersion prolongée des pieds, soit dans l'eau chaude, soit dans l'eau froide ; la première peut occasionner une perte, la seconde une suppression.

Régle générale. — On doit toujours respecter les sueurs abondantes des pieds ; on peut les modérer par des moyens hygiéniques, mais il serait imprudent et fort dangereux de les supprimer par des décoctions astringentes ou des poudres styptiques. On a vu des maladies redoutables et même la mort suivre de près la suppression de ces sueurs. On doit donc considérer la sueur des pieds comme une élimination faite par la nature et qu'on ne saurait tarir sans danger.

Tous les hommes de l'art qui se sont occupés des pieds s'accordent à donner le moyen suivant comme le meilleur et le plus rationnel pour modérer la sueur de ces organes.

Essuyer soigneusement les pieds moîtes, avec un linge sec, le matin en se levant, le soir en se couchant, et même pendant la journée, lorsqu'on les sent en moîteur. Cela fait, tremper une éponge ou un linge dans une eau alcoolisée ou aromatisée avec le *lait d'Hébé* et en laver les pieds, que l'on essuie immédiatement. Ces lotions, légèrement toniques, possèdent la propriété de modérer les sueurs et d'enlever la mauvaise odeur. Pendant le jour si, après avoir marché, on a les pieds humides de sueur, il faut changer la chaussure et renouveler les lotions toniques. Ces soins paraîtront, peut-être, assujétissants à certaines personnes, mais qu'elles sachent bien que ce sont les seuls que conseillent l'hygiène et la médecine.

A la suite d'une marche forcée, il arrive quelquefois aux personnes délicates d'éprouver un échauffement des pieds et parfois des excoriations sur les points qui ont été les plus comprimés. Dans ce cas, on ordonne un pédiluve d'eau tiède de pavot, c'est-à-dire d'eau dans laquelle a bouilli une tête de pavot ; après le pédiluve on emploie avec succès la pommade suivante :

Huile rosat. . . .	60 grammes.
Cire blanche. . .	15 —
Jaunes d'œuf. . .	2 —
Laudanum. . . .	15 gouttes.

Battez dans un mortier de marbre jusqu'à ce que le tout ait acquis la consistance de cérat. On étend cette pommade sur des linges fins dont on enveloppe les pieds ; les douleurs se calment presqu'aussitôt et le lendemain toute irritation a disparu.

Pour prévenir l'échauffement douloureux dont nous venons de parler, et qui est occasionné autant par l'âcreté de la sueur que par la pression de la chaussure, nous conseillons aux sujets, à pieds délicats, d'oindre les orteils et la plante du pied avec la pommade dite *crême-neige*, avant de se mettre en marche ; ils s'en trouveront parfaitement bien.

Résumé des soins hygiéniques à donner aux pieds. — Nous avons dit qu'un petit pied, effilé, était l'indice d'une origine aisée; or, pour lui donner et lui conserver sa forme délicate et mignonne, il faut le soustraire aux causes qui tendent à le déformer. Dans ce but, il est nécessaire de ne jamais se servir de chaussures trop larges ou trop étroites, trop dures ou trop courtes; d'éviter de marcher long-temps sur des cailloux pointus avec des semelles minces. On a remarqué que les petits cailloux rugueux dont certaines villes de France sont pavées, déformaient le pied des dames, le rendaient large et plat, tandisque dans les villes où le pavage est fait de moëllons unis et bien nivelés, les femmes ont un fort joli pied.

La toilette des pieds ne consiste pas seulement dans les pédiluves, il faut encore nettoyer toutes les parties du pied, poncer, limer l'épiderme durci; ne jamais négliger la taille des ongles et la pratiquer méthodiquement ainsi que nous l'indiquerons dans un article spécial; il est urgent de combattre les petites rougeurs qui naissent entre les orteils, à la suite d'une marche forcée ou d'une promenade fatiguante, parceque ces rougeurs donnent naissance aux cors, ognons et durillons, affections souvent fort douloureuses, qui altèrent la forme du pied et gênent plus ou moins la locomotion.

Enfin, la toilette des pieds trouve son complément indispensable dans le changement de chaussettes ou de bas, et dans le renouvellement de la chaussure, aussi souvent que la propreté l'exige; car nous verrons tout-à-l'heure, que l'odeur forte que répandent les pieds de certaines personnes est plutôt due au défaut de propreté qu'à cette maladie rare nommée *sueurs fétides*. Ce n'est pas non plus la sueur récente qui exhale cette odeur repoussante, c'est la sueur de plusieurs jours, refroidie et condensée entre les orteils. Or, pour que les pieds soient exempts d'odeur, il faut, comme nous l'avons déjà dit, les laver souvent et changer de bas ou de chaussettes chaque fois qu'ils sont humectés de sueur. On doit aussi être muni de chaussures de rechange, afin de laisser un jour d'intervalle entre l'usage de chaque paire, c'est-à-dire ne se servir qu'après demain de la chaussure qu'on porte aujourd'hui. On doit surtout bien faire attention à ne pas laisser mouiller le cuir intérieur de la chaussure, car dès qu'il est imprégné de mauvaise odeur, on aurait beau changer de bas ou de chaussettes l'odeur tenace persiste toujours. On peut obvier à cet inconvénient en remplaçant par une peau neuve, la peau blanche collée sur la semelle intérieure; si l'odeur résistait à ce moyen il faudrait abandonner la chaussure.

Sueurs fétides. — C'est aux aisselles et surtout aux pieds qu'ont lieu les sueurs fétides, infirmité repoussante et qu'on ne saurait détruire sans porter atteinte à la vie. Naturelles à certaines constitutions, ces sueurs n'ont de palliatifs que dans l'usage de pédiluves multipliées, le changement fréquent de bas et de chaussure, enfin, dans l'emploi non interrompu de tous les moyens de propreté les plus recherchés. On conseille de saupoudrer les pieds avec les poudres d'iris de Florence ou de lycopode aromatisée; ces poudres ont l'avantage d'absorber la sueur et de protéger, pendant quelques heures, les bas et la chaussure. Les sueurs fétides, regardées, jusqu'ici, comme incurables, cesseraient de l'être si les faits insérés, par un médecin, dans le Journal de Chimie médicale, sont confirmés. Ce médecin assure avoir combattu les sueurs fétides, chez plusieurs individus, en leur faisant boire une décoction de racines d'artichaut, à la dose d'une pinte par jour. Cette boisson apporterait aux reins le principe fétide des sueurs, les urines devenues très-abondantes se chargeraient de l'odeur repoussante et les sueurs en seraient désormais débarrassées. Du reste, ce secret était connu de l'antiquité ; Dioscoride et Oribasius en font mention comme d'un remède sûr, et Wecker l'a consigné dans son livre des secrets.

CHAPITRE IX.

DES ONGLES.

Il est bien peu de petites maîtresses, très-savantes d'ailleurs dans l'art de soigner les mains, qui sachent que les ongles soient dus à une sécrétion de la peau tout-à-fait analogue à celle qui produit l'épiderme et l'étui des cheveux; or, après lecture de ce traité, nos lectrices sauront désormais que la substance cornée dont se compose l'ongle n'est, en dernier résultat, que de l'épiderme durci.

La beauté des ongles dépend de leur forme cintrée, de leur couleur rosée et de leur longueur modérée; le corps de l'ongle doit être luisant, poli, diaphane, et offrir à la racine un segment blanchâtre que circonscrit le bourrelet arqué de l'épiderme.

Des ongles trop courts sont laids et prédisposent les personnes qui ont la mauvaise habitude de les ronger à avoir bientôt des doigts larges et aplatis à leur extrêmité. Les ongles trop longs sont à la fois gênants et disgracieux. Cette mode des ongles à la chinoise, adoptée depuis des années, commence fort heureusement à se passer; les jolis doigts de nos Françaises sont faits pour donner de tendres carresses et non pour égratigner.

Hygiène des Ongles. — Les soins à donner aux ongles, lorsqu'ils sont sains et bien conformés, se réduisent à la taille et au nettoyage quotidien. La taille se pratique avec des ciseaux courbes sur leur plat, de manière à ce que chaque coup de ciseaux suive exactement la ligne demi-elliptique de l'extrêmité digitale, sans laisser aucune aspérité sur son trajet. On ne doit point couper les ongles trop courts, ni les laisser croître trop longs; ces deux extrêmes ont leurs inconvénients.

Contrairement à la taille demi-elliptique des ongles des doigts, l'ongle du gros orteil doit être taillé carrément, pour éviter ce mal douloureux et difficile à guérir qu'on appelle *ongle incarné* ou ongle entrant dans la chair. En voici la raison : On a observé que toutes les fois qu'un ongle était raffraîchi sur ses côtés la croissance s'activait en cet endroit, de telle sorte que les angles ayant été coupés repoussaient plus rapidement que les autres parties de l'ongle ; qu'ils entamaient l'épiderme et s'enfonçaient dans les chairs ; or, la taille carrée, portant la croissance sur l'extrémité libre de l'ongle, prévient cet accident.

Le nettoyage s'exécute au moyen d'un petit instrument en acier dont un bout se termine en burin ; l'autre bout est large, applati, légèrement cannelé et arrondi sur son tranchant. Avec le burin, on fait sortir la malpropreté logée sous l'ongle, en ayant soin toutefois de ne point déchausser la partie adhérente aux chairs ; l'extrémité tranchante de l'instrument sert à enlever l'épiderme durci qu'on remarque assez souvent aux angles de l'ongle, et à repousser le bourrelet de sa racine qui, si l'on néglige de le faire, éprouve des tiraillements occasionnés par la croissance de l'ongle et finit par se déchirer. Après l'instrument vient le tour de la brosse; on trempe celle-ci dans une eau savonneuse et on frotte le bout des ongles pour compléter le nettoyage.

S'il est nécessaire d'entretenir les ongles dans un état de propreté convenable, disons aussi qu'il est ridicule de s'amuser toute la journée et de perdre son temps à les gratter, à les polir ainsi que le font les oisifs ; ce grattage incessant produit l'effet contraire à celui qu'on désire, c'est-à-dire qu'à force de vouloir briller par les ongles, on les déchausse, on les amincit, on les détériore, de même qu'on déchausse les dents et qu'on flétrit les gencives en faisant un usage immodéré de la brosse et du cure-dent.

Pour faire briller les ongles et leur donner une belle couleur rose on prépare une poudre impalpable composée d'une partie d'émeri et de deux parties de cinabre. On trempe un petit tampon d'étoffe de laine dans de l'huile d'amandes amères, et, prenant une quantité suffisante de poudre, on frotte légèrement les ongles, soir et matin. Si l'on continue ainsi pendant quelques jours, les ongles deviennent roses, luisants et polis comme une glace.

Quant aux petites taches blanches ou macules qui se développent dans la substance de l'ongle, elles sont dues à la sécheresse des lames qui la composent. Abandonnées à elles-mêmes, ces petites taches suivent la croissance de l'ongle, et, arrivées à son extrémité, disparaissent lorsqu'on les taille.

Les vieux livres donnent, au sujet des ongles maculés, une foule de recettes dont le moindre inconvénient est de laisser subsister les taches. Un *unguicure* moderne, qui a perfectionné son art, donne comme le meilleur moyen d'effacer les taches de l'ongle, la préparation suivante :

Poix.	15	grammes
Térébenthine. . . .	15	—
Sel commun porphyrisé	8	—
Vinaigre.	10	—
Sulfure de potassium. .	8	—

Faites fondre à une douce chaleur et appliquez un enduit sur l'ongle.

On prétend qu'en trempant plusieurs fois par jour, l'ongle maculé, dans une dissolution d'alun à base de potasse, on obtient le même résultat.

Des Vices, Défauts et diverses Affections des Ongles.

Les ongles sont sujets à diverses affections qui peuvent, non-seulement en altérer la substance, la forme et la couleur, mais qui peuvent en opérer la chute et la destruction.

L'altération de la substance de l'ongle dépend, en général, de l'action d'un virus dont l'économie est infectée, tels que le virus siphylitique, scrofuleux, scorbutique, etc., et c'est à la haute médecine qu'il faut s'adresser pour en obtenir la guérison.

Les altérations, qui reconnaissent une influence extérieure, se guérissent ordinairement par un traitement local. Ainsi, les ongles qui se gercent, se fendent ou s'exfolient exigent les mêmes soins : on les enveloppe dans un morceau de *sparadrap-baudruche* et quelques jours suffisent pour les ramener à leur état naturel.

Lorsque les ongles pêchent par défaut de consistance, c'est-à-dire quand ils sont trop tendres, on les durcit par l'application d'un onguent ainsi composé :

Huile de lentisque. . . .	30 grammes.
Colophane.	10 —
Cire blanche.	5 —
Alun porphyrisé.	2 —

Faites fondre à un feu doux et battez jusqu'à consistance de cérat.

Les ongles trop durs et cassants trouvent un remède dans des onctions fréquentes avec la *crême-neige* et l'usage des gants de peau après chaque onction.

Toutes les fois qu'un corps étranger tels que fragments de verre, écharde, épines, etc., aura pénétré sous l'ongle, il faut se hâter d'en opérer l'extraction, car la présence de tout corps étranger, dans les tissus vivants, amène infailliblement l'inflammation et la suppuration.

Les ongles rayés, cannelés, raboteux, contournés, dans leur continuité ne peuvent se redresser radicalement, attendu que le vice existe dans la matrice même de l'ongle. Mais, l'art parvient à effacer momentanément ces défauts, en raclant les cannelures, côtes et rugosités avec un morceau de verre, une lime ou tout autre instrument. On redresse les ongles contournés et crochus en les limant d'abord et puis en les rognant chaque fois qu'ils dépassent l'extrémité du doigt.

Dans le cas de piqûre, qui est assez fréquent, on presse le bout du doigt jusqu'à ce qu'il ne sorte plus de sang et, après avoir donné quelques coups du plat d'une règle ou du manche d'un couteau sur la piqûre, on laisse plongé, pendant quelques minutes, le bout du doigt dans de l'huile d'olives ou toute autre huile fraîche.

Dans le cas de coupure ou d'écrasement de l'ongle, il faut exprimer le sang qui sort de la plaie, plonger le doigt dans un verre rempli d'eau fraîche, l'essuyer, puis l'entourer d'un linge imbibé d'eau végéto-minérale.

Quand l'ongle a été coupé trop près de la

chair, le bord se boursouffle et cause une assez vive douleur; on y remédie en enveloppant le doigt d'un linge qu'on a soin d'humecter sans cesse d'eau froide et résolutive. Plusieurs personnes assurent, par expérience, qu'en fourrant le bout du doigt dans un morceau de poumon de porc ou de veau, la douleur se calme aussitôt et la plaie ne tarde pas à se cicatriser.

Contusion, écrasement de l'ongle. — Lorsqu'à la suite d'une violente contusion il s'est formé, sous l'ongle, un épanchement de sang, on aperçoit une tache bleuâtre qui passe bientôt au noir foncé. Le doigt devient chaud, brûlant, une vive douleur se fait sentir, et un battement pongitif s'établit dans le point le plus endommagé. Le seul remède à faire, dans cette circonstance, est d'entourer le doigt de linges trempés dans la liqueur suivante qui doit être très-froide :

Eau filtrée.	125	grammes.
Sulfate de zinc.	1	—
Vinaigre de Saturne. . .	15	—
Laudanum.	10	—

Il faut avoir soin de plonger souvent le doigt dans cette liqueur. Le froid continu qui résulte des immersions répétées, empêche le sang d'affluer à la partie contusionnée et la vertu résolutive de l'eau favorise la résorption du sang extravasé. Si la résorption ne peut avoir lieu, il arrive que le sang extravasé se durcit, et forme une tache noirâtre adhérente à l'ongle qu'elle suit dans sa croissance.

Mais, il arrive quelquefois que le mal suit une marche moins heureuse : la partie contusionnée s'enflamme, il se forme, sous l'ongle, un foyer purulent qui est toujours à craindre; car le pus peut fuser vers la racine de l'ongle, la détruire et entraîner la perte irréparable de cet organe. Aussi, lorsque les choses se passent ainsi, on doit s'empresser de donner issue au pus, en raclant, avec un morceau de verre ou la lame d'un grattoir, la partie de l'ongle sous laquelle se trouve le foyer purulent; dès que l'ongle se trouve suffisamment aminci, on le perce et le pus s'en échappe. On favorise, par de douces pressions, son écoulement, puis on applique sur le petit trou une boulette de charpie rapée, qu'on maintient avec un linge fin, et, pour plus de solidité, on loge le doigt dans un doigt de gant préparé à cet effet. Une prompte guérison est presque toujours le résultat de ce petit traitement.

Toutes les fois qu'un ongle aura été violemment heurté ou qu'un corps pesant sera tombé dessus, de façon à faire craindre sa chute, on devra aussitôt plonger le doigt ou l'orteil dans l'eau froide, afin de prévenir l'afflux du sang et ses suites. Au bout d'une demi-heure on le sortira de l'eau et on l'enveloppera d'un cataplasme ainsi composé :

Farine de gland amer. . .	60 grammes.
Savon commun.	30 —

Pilez ensemble dans un mortier, en arrosant avec de l'eau végéto-minérale, jusqu'à ce que les deux substances bien liées aient acquis la consistance de cataplasme.

Deux ou quatre applications semblables suffisent pour prévenir les accidents consécutifs.

Ongle incarné. — On a donné ce nom à une maladie fort douloureuse, causée par l'ongle dont l'un des bords latéraux entame la peau et s'enfonce dans les chairs. Les doigts et les orteils peuvent être affectés de ce mal, mais, dans la grande majorité des cas, c'est le gros orteil qui en est le siége, à cause de l'incessante compression exercée par la chaussure.

L'ongle incarné du gros orteil gêne considérablement la marche et finit par la rendre impossible avec une chaussure ordinaire. Dans les premiers temps de la maladie on ne s'en occupe guère, ce n'est que lorsque la gêne et la douleur augmentent qu'on a recours à quelques moyens palliatifs ; on rogne les bords de l'ongle, on les arrondit, mais le soulagement n'est que momentané, car, de même que les cheveux, les ongles repoussent avec d'autant plus de rapidité qu'ils sont coupés plus souvent. Dès lors, le mal fait toujours des progrès, sous l'influence compressive de la chaussure ; le bord coupé repousse rude, inégal, entame la chair et y pénètre profondément. A cette période de la maladie, l'ongle incarné devient une infirmité très-douloureuse qui, ne pouvant désormais qu'empirer, réclame impérieusement le ministère d'un chirurgien. Si l'on ne prend point ce dernier parti et que l'infirmité soit abandonnée à elle-même, l'ongle irrite de plus en plus les chairs entamées, y détermine une intarissable suppuration ; les bords de la plaie se boursoufflent, deviennent baveux, se durcissent ; plus tard il y a dégénérescence des tissus et la guérison n'est plus possible, sans emporter, avec l'instrument tranchant, la moitié de l'ongle et tous les tissus dégénérés. Or, pour éviter les atroces douleurs d'une semblable opération, voici la conduite qu'on doit tenir :

Aussitôt qu'on s'aperçoit qu'un ongle menace d'entamer la peau ou l'a déjà entamée, la première indication est de prendre une chaussure large et de garder le repos ; ensuite on racle le dessus de l'ongle, du côté malade, jusqu'à ce qu'il soit assez aminci pour être saisi par une petite pince et pouvoir être redressé en sens inverse de sa courbure naturelle. Cela fait, on engage sous l'ongle une petite lame de plomb de quelques millimètres d'épaisseur et, après l'avoir rabattue sous l'orteil, on la fixe avec une bandelette de sparadrap. De cette manière, les chairs ne se trouvant plus en contact avec le bord de l'ongle, les douleurs cessent et la plaie se cicatrise. On doit visiter souvent le petit appareil et veiller à ce que la lame de plomb ne se dérange point; il faut, en outre, racler l'ongle de deux en deux jours, afin de le maintenir mince et flexible, jusqu'à ce que la peau revenue à son état normal puisse résister au frottement de l'ongle, lorsque la lame de plomb aura été enlevée.

Déviations de l'ongle. — Quelquefois il arrive que l'ongle du gros orteil se contourne vers l'orteil voisin, le gêne et finit par l'entamer. Si, pour y remédier, on coupe souvent la portion vicieuse de l'ongle, on obtient le résultat contraire à celui qu'on se propose, par la raison donnée plus haut, que plus un ongle est coupé plus il croît et se développe. Le moyen rationnel, dans ce cas, est d'ébarber légèrement le côté vicieux, tandisqu'on taillera le plus souvent possible le côté opposé; la taille répétée portera la croissance de ce côté et, à la longue, pourra rétablir l'équilibre.

Chevauchement des orteils. — Comprimé par une chaussure trop étroite, un orteil sort de sa position naturelle, passe dessus ou dessous les orteils voisins; telle est cette difformité qui gène la marche au point de faire juger impropre au service militaire les jeunes sujets qui en sont atteints. Cette déviation, lorsqu'elle est récente, cède très-facilement à l'usage d'une chaussure large et à l'entrelacement des orteils avec un ruban de soie, de manière à ce que les orteils voisins servent de tuteurs à l'orteil dévié. Mais si la déviation est déjà très-ancienne, il y a déformation des surfaces articulaires ou rétraction des tendons; alors le traitement rentre dans le domaine de l'orthopédie, et la guérison ne peut que s'opérer par elle.

CHAPITRE X.

CORS. — OGNONS. — DURILLONS. — CALLOSITÉS.

Il nous reste à parler de quelques affections très communes, très incommodes et souvent fort douloureuses auxquelles les pieds sont sujets. Nous traiterons assez longuement cette partie importante de leur hygiène et, en indiquant les moyens de guérison les plus prompts, les plus sûrs, nous prémunirons le lecteur contre cette foule de remèdes secrets dont les uns sont dangereux et les autres complètement nuls.

Durillons. — Callosités. — Ces deux affections qui ont leur siége à la surface de la peau, ne sont autre chose qu'un épaississement de l'épiderme occasionné par la compression ou le frottement. On s'en débarrasse facilement en faisant usage de bains de pieds tièdes prolongés; l'eau ayant détrempé la substance cornée, on la racle avec un couteau mousse ou avec une pierre ponce jusqu'à ce que la partie en soit entièrement débarrassée.— Un procédé moins long consiste à enlever les callosités, par tranches, avec un rasoir, ou à l'user avec une lime à cors. Après l'opération on prend un bain de pied et l'on recouvre la partie avec un morceau de *sparadrap-baudruche*.

L'épaississement de l'épiderme de la plante des pieds constitue quelquefois une affection fort douloureuse portant le nom scientifique de *Tylosis*. Les callosités qui encroûtent le talon et la plante du pied à sa région métatarsienne, tiraillent continuellement la peau saine avoisinante. Ces tiraillements causent des fissures plus ou moins profondes qui, étant négligées, finiraient par dégénérer en ulcères et rendraient la marche tout-à-fait impossible. Le remède le plus efficace pour ramollir et détacher ces croûtes, est un pédiluve alcalin, fait avec une décoction de cendres de bois, qu'on répète deux fois chaque jour, jusqu'à guérison complète.

Des Cors. — De toutes les infirmités auxquelles les pieds sont sujets il n'en est, certes, point de plus commune que les cors. Sur cent personnes, quatre-vingt-dix, au moins, en sont ou en ont été affectées. Les incommodités et souvent les vives douleurs qu'occasionne un cor négligé, auraient dû fixer l'attention des chirurgiens qui semblent regarder comme au dessous de leur profession le traitement d'un cor. Cette indifférence qui vient de ce que des individus, étrangers à l'art de guérir, s'intitulent *pédicures* et exercent comme tels, n'est point rationnelle, car je ne sache point qu'il y ait motif de dédain, plutôt pour le cor que pour une plaie, un ulcère, une névralgie etc., etc. Le cor est une affection très gênante pour la locomotion, quelquefois très douloureuse et, à ce titre, mérite que les gens de l'art s'en occupent.

Nature du cor. — Le cor est un tubercule provenant de l'épiderme dégénéré et durci. Il se compose d'une couronne et d'un noyau ou tubercule, vulgairement appelé racine. La couronne est saillante quoique applatie, rugueuse et lamellée. — Le noyau ou tubercule ressemble à de la corne ; il est dur, brun ou blanchâtre et toujours de forme conique. Un cor peut être composé d'un ou de plusieurs tubercules; ces tubercules, lorsqu'on néglige de les extirper, s'enfoncent dans l'épaisseur de la peau et pénètrent quelquefois jusqu'à la membrane des os. Les anciens appelaient le cor douloureux *clavus pedi*, à cause de la douleur pongitive qu'il occasionne, douleur comparée à celle que ferait éprouver un clou s'enfonçant dans les chairs. On a aussi comparé le tubercule ou racine du cor à de la corde à boyau, laquelle se resserre par un temps sec et se dilate par un temps humide. Ce resserrement ou cette dilatation qui rend presque toujours le cor douloureux, lors d'un changement de temps, a fait dire aux personnes, affectées de cors invétérés, qu'elles portaient un baromètre aux pieds; mais cela n'est pas encore physiologiquement démontré.

Causes du cor. — Les cors se développent généralement sous l'influence de la compression d'une chaussure trop étroite ou des frottements d'une chaussure trop large Les coûtures, plis et inégalités formés par les bas ou chaussettes, dans le soulier ou la botte; les coûtures des contreforts de la chaussure mal rabattues: les semelles intérieures, mal collées et qui se froncent; la négligence des soins de propreté, les sueurs irritantes, etc., etc., sont autant de causes qui prédisposent et donnent naissance aux cors. Enfin, dans un petit nombre de cas, on croit que les cors se développent sans cause externe connue, et dépendent d'une disposition particulière de la peau, chez certains sujets, doués d'une sensibilité exagérée. L'expérience prouve qu'il est des individus qui peuvent porter impunément des chaussures étroites ou dures, tandisque d'autres, malgré le soin qu'ils ont de faire usage de chaussures souples et n'occasionnant aucune gêne, sont affectés de cors, plus ou moins douloureux. Evidemment, chez ces derniers, la formation du cor dépend d'une disposition qui ne peut être combattue que par des soins hygiéniques incessants.

Siége du cor. — C'est ordinairement sur l'articulation moyenne des orteils et sur le côté externe du gros et du petit orteil que le cor prend naissance ; il se développe aussi à la plante des pieds et entre les orteils. Le cor qui établit son siége entre les orteils est moins dur, moins étendu, mais les douleurs qu'il cause sont des plus vives, en raison des filets nerveux qu'il comprime et avec lesquels il contracte quelquefois adhérence. On lui donne le nom d'œil de perdrix lorsque, enlevé avec l'instrument tranchant, il se montre rouge au centre et entouré d'un cercle blanchâtre.

Formation et développement du cor. — Sous l'influence d'une compression ou d'un frottement continuel l'épiderme rougit, devient douloureux ; l'élément muqueux de la peau est sécrété en plus grande abondance à l'endroit irrité, qui, quelquefois, se recouvre d'une petite ampoule. La cause agissant toujours, l'humeur muqueuse arrive incessamment et se dépose par couches plus ou moins circonscrites et forme, en se durcissant, des lames cornées et inégales sur plusieurs points. Ces inégalités ou aspérités sont les rudiments des tubercules ou noyaux du cor. Le nombre et la direction des tubercules dépend de la manière dont s'est formée la première concrétion muqueuse. Si cette concrétion n'a fourni qu'une seule aspérité, le cor n'aura qu'un seul tubercule; si elle en a fourni plusieurs, le cor sera composé de plusieurs tubercules, comme dans l'espèce de cor nommé *ognon*. Ainsi, l'accroissement du cor a lieu par agrégation; la matière composant son tubercule est une mucosité durcie, qui devient friable lorsqu'elle est sèche et qui ne possède aucune vitalité. Une fois que les tubercules sont fermés, la pression de la chaussure les enfonce, chaque jour, davantage dans la peau, et cette pression est encore favorisée par la formation des lames cornées qui, se succédant les unes sous les autres, constituent la couronne du cor. Cette théorie du cor démontre clairement que ce n'est point le tubercule, inerte par lui-même, qui est douloureux; mais que ce tubercule, s'enfonçant dans la peau, par la pression de la chaussure, irrite le réseau nerveux cutané et cette irritation, selon ses degrés d'intensité, cause des douleurs plus ou moins vives.

L'expérience suivante a donné la preuve palpable que la matière dont est composée la racine du cor, provient de l'humeur muqueuse et pigmentaire de la peau, et non de l'épiderme, comme on le croit généralement. — On a enlevé, avec un instrument tranchant, la superficie d'un cor à un Européen, et la substance cornée dont il se compose ayant été macérée dans l'eau, est restée blanche. La même opération a été faite chez un nègre, et la substance du cor ayant été également macérée, a conservé sa couleur noire, couleur qui dépend entièrement de l'enduit pigmentaire de la peau et non de l'épiderme (1). Il résulte de cette expérience, renouvelée plusieurs fois, que la matière composant le cor est fournie par l'humeur muqueuse et pigmentaire, tandisque les durillons

(1) Voyez l'intéressante description de la peau et de ses fonctions, dans l'*Hygiène du Visage et de la Peau*. Prix : 2 fr. 50 c. Chez Garnier, libraire, Palais-National.

et callosités sont produits par un épaississement de l'épiderme.

Traitement et Guérison des Cors.

Le traitement des cors, a dit un médecin distingué, a été abandonné à des empiriques, aussi ignorants en anatomie que rusés industriels, et plus effrontés qu'intelligents. De là vient que cette partie de l'art est restée fort en arrière des progrès de la chirurgie. Cependant si l'on s'en rapporte à toutes les affiches dont, chaque jour, on tapisse les murs de la Capitale, et à ces nombreuses annonces qui remplissent les journaux, on doit trouver chez tel ou tel pédicure un spécifique éprouvé contre les cors. Ici, c'est un onguent vert; là, c'est un onguent jaune; ailleurs, il est rouge, brun, noir; partout c'est un remède secret qui produit des merveilles; il est infaillible, achetez et vous ne guérissez point. J'ai visité presque tous ces marchands de secrets; j'ai fait emplette de leurs spécifiques, je les ai soumis à l'expérience et je n'ai jamais eu à m'en louer; il en est qui auraient produit des effets pernicieux si je ne me fusse empressé d'y remédier. Tous ces prôneurs de secrets infaillibles certifient que *leur spécifique ronge, dévore, consume le cor jusque dans ses racines.* Hélas! il faut qu'ils aient à faire à des gens bien crédules, car celui qui aurait la plus légère notion de la nature du cor reconnaitrait dans ces mots leur ignorance et leur imposture.

En effet, la racine d'un cor étant beaucoup plus dure que les chairs environnantes, comment leur spécifique pourrait-il dévorer la racine sans intéresser la peau qui l'entoure? Le contraire arrive toujours, c'est-à-dire que le tubercule ou racine du cor, d'un tissu très-dur, n'est nullement attaqué par le prétendu spécifique, tandisque les parties saines, étant molles, sont rongées. Nous ne saurions trop engager nos lecteurs à se défier des guérisseurs de cors, lorsque leurs prétentions ne sont point étayées d'un titre scientifique.

Le traitement des cors se distingue en palliatif et en curatif :

Le **traitement palliatif** consiste à couper ou à limer le cor, lorsque la douleur se fait trop vivement sentir. Cette douleur, occasionnée et entretenue par l'épiderme durci qui recouvre le tubercule, cède presque toujours à ce moyen. On taille ordinairement le cor avec un rasoir; on enlève, lamelle par lamelle, la couche d'épiderme durci, en ayant bien soin de ne pas aller jusqu'au vif, puis, avec la pointe d'un grattoir, on creuse doucement l'endroit où existe le tubercule, afin d'en enlever le plus qu'on pourra. Cela fait, on recouvre la partie d'une mouche de *sparadrap-baudruche*. Le diachylon ainsi préparé est le meilleur, le plus efficace de tous les onguents que l'on puisse employer pour les cors.

Limes pour les cors. — Ces limes, faites d'un acier doux, et taillées en forme de rappe, usent le cor sans aucune douleur et si parfaitement que la personne qui s'en sert, pour la première fois, en est étonnée. L'opération se fait ainsi : on lime peu à peu jusqu'à ce que l'épiderme durci soit tombé en poussière et que la racine paraisse à nu ; alors on enveloppe la partie limée d'un morceau de *sparadrap-baudruche*. Le surlendemain on recommence le limage de la même manière; on continue cette petite opération de jour en jour, jusqu'à ce qu'on soit entièrement débarrassé.

La destruction des cors, par la lime, n'offre point les dangers du procédé par l'instrument tranchant, et, avec un peu de constance, on arrive quelquefois à une guérison complète. Mais, il faut le dire, le succès réside entièrement dans la bonne fabrication de cet instrument. Toutes les limes que débite le commerce sont loin de réunir les qualités exigées; il n'existe que peu de fabricants qui en livrent de réellement bonnes. Parmi ces fabricants, se place en première ligne M. Charrière, artiste aussi intelligent qu'habile, à qui la chirurgie française doit ses meilleurs instruments.

On ne doit jamais attaquer le cor avec des acides concentrés, par la raison que le tubercule du cor étant d'une matière beaucoup plus dure que la peau environnante, les acides détruiraient le tissu de la peau et mordraient à peine la superficie du tubercule.

Traitement curatif. — L'extraction du tubercule ou racine est le seul moyen de guérison prompte et durable des cors ; c'est aussi le moyen le plus simple et le plus exempt d'inconvénients. L'extirpation d'un cor, faite par une main habile, est toujours couronnée de succès.

Lorsque le cor est récent, il devient facile de l'enlever soit en le grattant avec l'ongle, soit en le raclant avec uue lame de grattoir, parce que son tubercule, tout-à-fait superficiel, se déracine aisément. Au contraire, qnand le cor est ancien le tubercule se trouve logé profondément et les difficultés de son extraction augmentent en raison de sa profondeur. Voici la meilleure manière d'en opérer soi-même l'extraction :

On prend un instrument tranchant, le rasoir, le bistouri, le canif et mieux une lame à deux tranchants, bien affilée, ayant la forme d'un grattoir à papier. On enlève légérement couche par couche, l'épiderme durci, qui forme la couronne du cor ; bientôt on découvre un ou plusieurs petits points bruns ou blanchâtres qui sont les tubercules ou racines du cor. Avec la pointe du grattoir on cerne, on isole les tubercules de manière à arriver doucement et sans effusion de sang jusqu'à leur base; le tubercule une fois isolé, si on peut le saisir avec des pinces, on l'arrache; sinon, il faut le détacher peu à peu et avec précaution. L'extirpation faite, il reste un ou plusieurs petits trous, selon le nombre des tubercules extirpés, d'où suinte une humeur rosée. On verse immédiatement une goutte de *Baume pour cors* dans ces petits trous, et quelques minutes après on prend un bain de pied tiède de 15 minutes de durée. Les dépendances du cor qui n'ont pu être extraites, se gonflent dans l'eau, deviennent blanchâtres et spongieuses; alors on les essuie et on les coupe avec des ciseaux ou on les use avec une lime. On enveloppe ensuite l'orteil opéré dans un morceau de *sparadrap-baudruche*. Telle est la petite opération au moyen de laquelle on se débarrasse complètement d'un cor, sans avoir recours aux onguents et emplâtres des charlatans qui ne guérisent jamais et qui sont bien souvent nuisibles.

Lorsque les cors, composés de plusieurs tubercules, sont invétérés, douloureux, très-volumineux et, par conséquent, fort difficiles à extirper soi-même, nous conseillons le ministère d'un pédicure adroit et instruit dans son art.

Afin que les lecteurs puissent juger de l'habileté du pédicure, par la méthode opératoire qu'il devra employer, ou encore pour diriger les personnes qui désireraient se livrer à cet art, nous résumerons quelques passages d'un manuel consacré au traitement et à la guérison des cors :

Le pédicure se placera à côté d'une croisée où le jour sera beau et bien clair ; il s'assiéra sur une chaise et son pied gauche sera rehaussé au moyen d'un petit tabouret. La personne qu'on doit opérer se placera en face du jour, assise sur une chaise ou un fauteuil un peu plus élevé, ou encore sur une table. Le pédicure aura une serviette sur son genou gauche contre lequel il assujétira le pied à opérer ; il aura à sa droite une autre chaise sur laquelle il disposera, en ordre, les instruments nécessaires à l'opération.

Le pédicure commencera d'abord, par amincir, avec l'instrument tranchant les cors qui offrent beaucoup d'épaisseur ; ensuite, il circonscrira le cor, en grattant le pourtour avec la pointe du *quadrille* ou poinçon carré; il imitera les ouvriers qui travaillent à déraciner un arbre. Après s'être fait jour et avoir isolé le tubercule du cor, il le saisira avec des pinces à disséquer, et pour le séparer entièrement de la dernière couche épidermique, il le déchaussera peu à peu, tantôt avec le *furet*, tantôt avec la *navette*.

Les poinçons, montés sur de petits manches, se tiennent comme une plume à écrire; les deux derniers doigts servent de point d'appui. La main doit être sûre et légère, pour bien suivre les dernières ramifications du cor, à travers les inégalités de l'épiderme durci, pour les détacher, les enlever, sans intéresser le derme, et sans causer la moindre douleur. A la sûreté de la main il faut joindre aussi la bonté de la vue; quant à la dextérité à manier les instruments, c'est la pratique et l'exercice qui la fait acquérir.

Le pédicure apportera la plus graude attention à ne pas causer de douleur, ni à ne répandre une seule goutte de sang; il opérera sans se presser, et détachera peu à peu le tubercule avec la pointe de l'instrument, en déchirant légèrement ses adhérences. Si le sommet du tubercule ou racine adhérait, soit à quelque tendon ou filet nerveux, soit au périoste ou à la capsule synoviale de l'articulation, il redoublera de précautions et ne s'obstinera jamais à aller plus loin s'il y a danger. Il est préférable, dans ce cas, d'attendre quelques jours avant de recommencer l'opération.

Nous le répétons encore : lorsque le tubercule a été parfaitement isolé, au moyen du poinçon droit ou recourbé, on le saisit avec la pince et on l'enlève doucement, afin de ne point le rompre, car s'il se rompait et qu'il en restât une petite parcelle, cette seule parcelle donnerait naissance à un nouveau cor et l'opération serait à recommencer. Le succès complet de l'opération dépend strictement de l'extraction totale des tubercules. Or, c'est sur ce point important que le pédicure doit fixer toute son attention.

Après l'extraction du tubercule, il reste à l'endroit où il était logé une petite excavation dans laquelle on versera une goutte de

Baume pour cor; puis on essuie la partie et on l'enveloppe d'une bandelette de *sparadrap-baudruche.*

Si l'opération a été bien faite, la douleur n'existe plus et le pied se trouve dégagé comme s'il n'avait jamais eu de cor. Au contraire, si l'on éprouve quelques élancements, c'est un signe que l'extraction a été imparfaite, et qu'il faudra recommencer l'opération sous huit jours. Cette seconde opération, beaucoup moins difficile que la première, est ordinairement suivie de succès.

La méthode de détruire les cors par le feu ou les acides concentrés, ne compte que des victimes. Nous avons déjà démontré que les acides corrodaient les chairs environnantes et ne détruisaient point les tubercules composés d'une matière très dure. La méthode par extraction est la seule rationnelle.

Nous recommandons surtout de ne jamais livrer son pied qu'à un pédicure habile, car les dangers auxquels peuvent exposer la maladresse d'un pédicure ignorant, sont à redouter. Aussi beaucoup de personnes, dans la crainte d'avoir à faire à un charlatan inexpépérimenté, préfèrent couper elles-mêmes leurs cors. Si l'opération n'est point aussi parfaite qu'étant exécutée par un pédicure habile, du moins on a l'avantage de renouveler cette opération lorsqu'on veut, avantage d'autant plus grand que les extractions souvent répétées finissent par détruire complétement l'infirmité.

C'est une erreur de croire que les bains de pieds fréquents atténuent les douleurs et ramollissent les cors. L'eau ne ramollit l'épiderme que momentanément ; lorsque les pieds sont sortis de l'eau, la couronne du cor devient plus dure, parce que l'eau a enlevé à l'épiderme sa matière onctueuse; on devra donc, pour éviter cet inconvénient, s'onctionner les pieds, après le pédiluve, avec un corps gras et mieux avec la *crême-neige,* qui leur communiquera une bonne odeur.

Soins consécutifs. — Deux choses sont nécessaires, indispensables pour s'opposer à la formation d'un nouveau tubercule ou pour favoriser la destruction des fragments tuberculeux, s'il en existe; la 1re est de toucher la partie opérée avec le *baume pour cor*;

la seconde est de la couvrir de *sparadrap-baudruche*, qu'on devra changer, chaque jour, en ayant soin d'examiner l'état du cor. Si l'on aperçoit une lame d'épiderme épaisse et blanchâtre, il faut l'enlever avec l'instrument tranchant ou les ciseaux. Lorsque les tiraillements qu'on exerce sur l'épiderme ne produisent aucune douleur, c'est le signe que le tubercule n'existe plus et qu'une peau saine remplacera bientôt l'épiderme durci qui recouvre le cor. — Dans le cas où l'on négligerait de renouveler le *sparadrap-baudruche*, il pourrait arriver que la lame d'épiderme, dont nous venons de parler, s'épaississant et se durcissant, chaque jour, par le frottement de la chaussure, donnât naissance à un nouveau tubercule; c'est ce qu'on évitera facilement par l'emploi répété du *sparadrap-baudruche*.

On doit bien se pénétrer de cette vérité que le nettoyage des pieds, atteints de cors, exige les mêmes soins consécutifs que celui des dents. Or, lorsque les dents, encroutées de tartre, ont été nettoyées par un dentiste, il est de toute nécessité que la personne entretienne, par des soins journaliers, la propreté de sa bouche, sans cela le nettoyage serait bientôt à recommencer; il en est de même pour les pieds; après l'extraction des cors, des soins sont indispensables pour s'opposer au renouvellement de nouveaux tubercules.

Règle générale. — On ne doit tenter l'extraction d'un cor qu'au moment où il ne cause que peu ou point de douleur.

Lorsqu'il est, au contraire, très douloureux, il faut garder le repos et envelopper l'orteil d'un petit cataplasme ou d'un emplatre émollient, jusqu'à ce que l'irritation des parties environnantes soit calmée. Si l'irritation résiste à ce moyen, on peut en induire qu'un petit abcès se forme autour du tubercule; alors, on appliquera sur le cor un plumasseau enduit d'onguent de la mère ou de tout autre onguent suppuratif, pour hâter la formation et la sortie du pus, ce qui a ordinairement lieu, après deux fois vingt-quatre heures.

Telle est l'histoire physiologique du cor; tels sont les moyens les plus rationnels à employer pour obtenir la guérison complète et radicale de cette infirmité.

Ognons. — L'ognon est un véritable cor, composé de plusieurs noyaux ou tubercules; il ne diffère de celui-ci que par la forme et la plus grande étendue qu'il occupe. Les tubercules de l'ognon, ordinairement petits comme des graines de millet, affectent une forme tantôt ovale et tantôt conique; souvent ils sont pellucides comme une lame de corne; quelquefois ils revêtent une couleur brune avec un point noir à leur centre. Les chairs environnantes paraissent tuméfiées, bulbeuses, mollasses et rougeâtres; à sa surface il se fait, parfois, une exfoliation épidermique ayant quelque ressemblance avec les pelures d'ognon.

Les causes et la nature de l'ognon étant les mêmes que celles du cor, le traitement doit être semblable, hormis quelques modifications; mais il demande plus de temps et de précautions.

CHAPITRE XI.

DES VERRUES.

On a donné ce nom à de petites excroissances rugueuses qui naissent dans la portion fibreuse de la peau et jettent leurs racines à la surface de l'épiderme. Contrairement au tubercule du cor, qui est insensible par lui-même, les radicules fibreuses, composant la verrue, sont douées de vie et d'une sensibilité quelquefois très-vive, et laissent sortir du sang lorsqu'on les coupe.

Selon leur nombre, leur volume et la partie du corps où elles se montrent, les verrues constituent une affection de peau fort désagréable et fort incommode. Relativement à la forme, elles sont tantôt plates et à large base, tantôt oblongues et pédiculées, mais le plus généralement elles tiennent le milieu entre ces deux termes.

La cause déterminante des verrues est locale ou générale. Lorsque les verrues ont leur principe dans un vice constitutionnel, leur guérison ne peut avoir lieu que par un traitement interne du ressort de la médecine; lorsqu'elles dépendent d'une cause locale, ce qui arrive le plus communément, leur guérison n'exige qu'un traitement local ou extérieur.

Traitement des Verrues. — De même que pour le mal de dents et la brûlure, une foule de remèdes secrets ont été vantés contre les verrues. Ces remèdes, plus ou moins nuls et bizarres, sont de véritables secrets de bonne femme qui se transmettent traditionnellement, mais dont la réussite n'arrive que par hasard ou jamais.

Parmi ces nombreux soi-disant spécifiques, on cite le suc de chélidoine, de tithymale, de figuier, de lierre, de cigüe, d'aristoloche, de rhue, de grande consoude, etc... la graine de basilic écrasée, les cendres de frêne, de saule, de sarment délayées dans du vinaigre; les toiles d'araignée, la fiente de pigeon, les crottes de chèvres également délayées avec du vinaigre, etc., etc. Tous ces remèdes vulgaires n'ont, pour la plupart que des vertus négatives, et quelquefois peuvent faire mal au lieu de guérir.

A l'époque de lumières où nous vivons, on ne croit plus aux *arcanes* des commères; on va consulter les livres de science ou les hommes de l'art, ce qui est infiniment préférable et beaucoup moins dangereux.

Dans notre ouvrage intitulé : *Hygiène du Visage et de la Peau*, nous avons déjà décrit les divers procédés usités pour l'extirpation des verrues, nous répèterons ici que le meilleur de tous les procédés est la ligature avec un fil ciré, pour les verrues à pédicules; et la destruction par l'acide nitrique, pour celles qui ont une large base. Pour faire disparaître ces dernières, on enlève, avec un instrument tranchant, la superficie dure et rugueuse de la verrue, puis on plonge une petite allumette de bois, taillée en pointe, dans l'acide nitrique; on a soin de la secouer pour faire tomber l'excès d'acide, puis on promène la pointe de l'allumette, seulement humectée d'acide, sur toute la surface de la verrue; on répète cette petite opération, matin et soir, et au bout de quelques jours, le radicules de la verrue désunies, corrodées par l'action de l'eau forte, se détachent en les grattant avec l'ongle.

On recommande aux personnes affligées de plusieurs verrues aux mains, de n'en opérer qu'une seule (la plus grosse); l'expérience a prouvé ce fait singulier, que la chute de la plus grosse verrue entraînait ordinairement celle de ses voisines.

Mais, lorsque les verrues ont pullulé au point de couvrir les mains ou tout autre partie du corps, l'emploi du caustique serait trop long et trop douloureux, il faut, dans ce cas, les traiter de la manière suivante :

Le soir, avant de se coucher, on couvrira la partie verruqueuse d'un morceau de sparadrap ou d'un cataplasme; le lendemain on la lavera avec de l'eau fortement vinaigrée et dans laquelle on aura préalablement fait dissoudre une poignée de sel de cuisine, puis, après l'avoir essuyée, on la frictionnera avec du sel ammoniac. On pratiquera cette opération trois fois par jour, jusqu'à ce que les verrues tombent et disparaissent. — On a conseillé la poudre de sabine en remplacement du sel ammoniac.

Un médecin distingué a préconisé le sel ammoniac, comme un spécifique éprouvé contre les verrues des mains; voici sa manière d'opérer : — Il commence par faire prendre un *manuluve* d'eau salée de cinq à six minutes; après avoir essuyé les mains, il rase légèrement la superficie des plus grosses verrues, et les lotionne ensuite avec une dissolution de sel ammoniac qu'on laisse sécher sans essuyer. Ces lotions sont répétées trois fois par jour, et le soir il applique des compresses trempées dans une dissolution un peu plus concentrée de sel ammoniac. Au bout de quelques jours, les verrues s'entrouvrent et tombent d'elles-mêmes sous l'influence de ce petit traitement.

CHAPITRE XII.

DES ENGELURES

Le mot engelure vient de *gelu*, gelée, parceque c'est sous l'influence des premières gelées que les engelures se développent. L'engelure est une affection inflammatoire de la peau, caractérisée par la rougeur et la tuméfaction de la partie malade : ses causes sont les premiers froids de l'hiver et les brusques alternatives de température qui ont lieu au commencement de cette saison. La mauvaise habitude d'approcher les pieds ou les mains du feu lorsqu'ils sont engourdis par le froid, ou quand on vient de les laver, en est ordinairement la cause déterminante.

Les personnes délicates, lymphatiques, à peau fine, et particulièrement les scrofuleuses, y sont plus sujettes que les autres, surtout pendant la jeunesse.

Les régions du corps sur lesquelles l'engelure se développe sont les mains, les pieds, les oreilles, le nez et plus rarememt le coude et les lèvres; on lui donne le nom de *mule* lorsqu'elle se fixe au talon.

Symptômes et formation de l'engelure. — Jusqu'ici aucun pathologiste n'a bien suivi le travail qui s'opère dans le tissu cutané, lors de la formation de l'engelure. Nos études et nos expériences sur la peau, nous ont enfin permis de saisir la cause mécanique du travail inflammatoire qui donne naissance à l'engelure ; en voici les détails :

Le lacis vasculaire sous-épidermique est composé de deux ordres de vaisseaux, les *artériels* et les *veineux*. La fonction des artères est de porter dans les organes et sur toute la surface du corps, le sang artériel qui vient du cœur ; la fonction des veines est de prendre le sang artériel pour le ramener au cœur ; tel est en quelques mots le mécanisme de la circulation sanguine. L'action du froid intense sur la peau a pour résultat invariable de ralentir, de suspendre la circulation capillaire ; le sang, par suite de ce ralentissement, se refoule dans les gros vaisseaux, les engorge, tandisque l'enveloppe cutanée se refroidit ; mais aussitôt que l'action du froid cesse, il s'établit une réaction, c'est à dire que le sang se précipite avec violence dans les petits vaisseaux ; alors la partie se réchauffe et la peau devient rouge. Au bout de quelques minutes, lorsque la circulation a repris son cours normal, la rougeur et la chaleur disparaissent et la peau revient à son état naturel. Les mains plongées dans la neige et retirées après quelques secondes donnent un exemple du phénomène de la réaction. Un phénomène semblable se passe au début de l'engelure, avec cette différence que l'équilibre normal ne se rétablit point après la réaction et que la partie reste engorgée. Mais pourquoi l'équilibre circulatoire ne se rétablit-il pas ? En voici la raison :

Le tissu des artères est très-serré, très-résistant ; celui des veines est au contraire mou, facile à déprimer ; or, si le froid agit sur les veines en resserrant leur tissu et diminuant leur calibre, on conçoit facilement que les artères apporteront plus de sang que les veines retrécies ne pourront en reprendre, et que l'équilibre circulatoire sera détruit. C'est exactement ce qui arrive pendant la formation de l'engelure ; le sang gorge les capillaires artériels, les dilate ; la partie augmente de chaleur, devient rouge et se tuméfie. Lorsque la partie, ainsi tuméfiée, est soustraite à l'action du froid, la constriction des veines cesse peu à peu, mais la dilatation des capillaires artérielles subsiste encore pendant quelques instants. Jusque là point d'atteintes profondes ; mais si les jours suivants la même cause, c'est-à-dire le froid vient, à diverses reprises, renouveler les mêmes phénomènes, alors l'engelure est déclarée.

L'engelure naissante s'annonce par la chaleur et la rougeur de la peau accompagnées de démangeaisons ; c'est surtout vers le soir, quand on approche l'engelure du feu, que ces symptômes se manifestent.

Lorsque l'engelure est abandonnée à elle-même, elle suit sa marche inflammatoire; la chaleur et la rougeur augmentent d'intensité; les démangeaisons, d'abord supportables, deviennent de plus en plus vives, souvent intolérables et l'on cède au besoin impérieux de se gratter. Les frottements sont toujours nuisibles parce qu'ils peuvent déchirer l'engelure et donner lieu à une plaie. Si l'on ne se hâte d'arrêter la marche, toujours croissante de l'engelure, l'irritation se propage profondément, la tuméfaction augmente, la peau passe sucessivement du rouge pourpre au rouge violacé; puis la peau prend une teinte marbrée, livide, alors les douleurs deviennent brûlantes, pongitives. Lorsque l'engelure est arrivée à ce point, de petites vésicules remplies d'une sérosité jaunâtre, soulèvent l'épiderme, et forment, en se crevant, autant d'ulcérations à bords irréguliers, violacés, blafards. Ces ulcérations peuvent, si elles sont négligées, faire de rapides progrès, attaquer l'épaisseur du derme, les muscles, les tendons et même les os. On a vu des engelures ulcérées amener la gangrène et causer la mort. Cette courte description des ravages que peut causer l'engelure négligée fait ressortir l'urgence de la combattre aussitôt qu'elle paraît et d'en opérer la complète guérison.

Traitement des Engelures. — Guérison.

Pour traiter avec succès une maladie, il faut en connaître la cause et le siège ; or, la cause et le siège de l'engelure étant connues, il devient facile d'y porter remède.

Le traitement des engelures se distingue en préservatif et en curatif.

Le traitement *préservatif* consiste à se préserver des atteintes du froid, dès les premières gelées ; à éviter les transitions brusques d'une température froide à une température trop chaude *et vice versa*. Ainsi, lorsque on a les mains ou les pieds glacés, on ne doit jamais les rapprocher d'un feu ardent. L'usage du manchon, des gants fourrés, est nuisible aux personnes sujettes aux engelures, parceque les fourrures ont la propriété de conserver aux mains une chaleur humide et de les rendre beaucoup plus impressionnables à l'action du froid. Il en est de même pour les chaussures ; on aura soin de ne jamais garder une chaussure humide et d'avoir toujours les pieds secs. La chaleur obtenue par l'exercice est toujours préférable à celle du foyer. On évitera les pédiluves et manuluves chauds, parce qu'ils ramollissent, relachent, affaiblissent la peau et la rendent plus impressionnable au froid. Un moyen préservatif très efficace, consiste à tonifier, dès les premiers froids, la peau sujette à l'engelure, par des lotions d'eau froide naturelle ou aiguisée de quelques substances toniques et astringentes, afin de mettre la peau à l'épreuve des rigueurs de l'hiver.

Traitement curatif. — Ce traitement comprend plusieurs moyens dont les uns sont applicables aux engelures non-ulcérées et les autres aux engelures ulcérées.

Dans le premier cas, il s'agit simplement de soustraire la peau engelurée à l'action irritante de l'air froid, et de rétablir l'équilibre circulatoire détruit entre les capillaires artériels et veineux. Diverses formules ont été données pour arriver à ce but ; nous pensons que les corps gras et légèrement astringents sont préférables aux autres et les seuls qu'on puisse employer sans danger ; parce qu'il est reconnu que l'enduit gras, dont on recouvre la peau, détruit, en partie, l'action de l'air froid et ne répercute jamais l'humenr, dans le cas où la nature chercherait à l'éliminer.

Parmi les nombreuses recettes qui ont été préconisées contre les engelures, on vante les lotions d'eau végéto-minérale, d'alcool camphrée ou d'ammoniaque étendus d'eau ; la teinture de myrrhe, l'eau de chaux, la décoction de tan, le vin bouilli avec du sel et de l'alun ; les pommades camphrée, balladonnée, saturnée ; les fumigations aromatiques de romarin, de jusquiame, etc., etc.

Nous relèverons ici quelques recettes tirées des *Annales d'Hygiène et de Médecine* :

Baume de Fioraventi. . .	125 grammes.
Acide Sulfhydrique. . . .	32 gouttes.

Mettez dans le creu de la main la quantité d'une cuillerée à café et frictionnez, matin et soir, la partie affectée d'engelure.

Bain de pied résolutif contre les Engelures.

Ecorce de chène.	500 grammes.
Gros vin rouge.	2 litres.
Eau.	8 litres.

Faites bouillir jusqu'à réduction des deux tiers, puis ajoutez :

Alun.	30 grammes.

Deux ou trois bains d'une demi-heure chaque suffisent pour dissiper les engelures commençantes.

Poudre résolutive contre les Engelures.

Borate de soude.	16	grammes.
Sulfate d'alumine.	12	—
Farine de tan.	10	—
Son de blé.	50	—
Poudre d'iris de Florence. .	30	—

Pulvérisez finement toutes ces substances et aromatisez avec :

Huile volatile d'écorce d'oranges.	25 gouttes.

On met un peu de cette poudre dans le creu de la main, on l'humecte avec quelques gouttes d'eau de roses, pour en faire une pâte demi-liquide avec laquelle on frictionne exactement la peau, des mains ou des pieds, sujette aux engelures. On aura soin de ne point essuyer la partie et d'y laisser sécher la pâte.

Cette pâte assouplit la peau, lui donne de la blancheur et assez de ton pour la prémunir contre les engelures; on peut aussi en faire usage, comme cosmétique, pour se blanchir les mains.

Pommade contre les Engelures naissantes.

Chlorite de chaux.	4	grammes.
Borax.	4	—
Axonge de porc.	32	—

Broyez dans un mortier et faites une pommade. On frictionne, matin et soir, les engelures et après la friction on enveloppe la partie d'un linge fin.

Ces diverses recettes peuvent être plus ou moins bonnes, mais un moyen qui nous a toujours réussi et que nous regardons, par conséquent, comme le plus efficace est la *pommade spécifique contre les engelures* (1). Cette pommade composée de substances onctueuses, astringentes et toniques à la fois, remplit exactement les deux conditions de traitement dont nous avons parlé : 1° Préserver la peau de l'action irritante de l'air et la tonifier ; 2° Détruire la dilatation des capillaires artériels et rendre aux veines, resserrées par le froid, leur calibre ordinaire. Ce spécifique éprouvé sur une foule de personnes de tout âge et des deux sexes, dans des manufactures et des ateliers, n'a jamais manqué son effet ; la guérison s'opère en quelques jours.

(1) Cette pommade et toutes les préparations indiquées dans cette brochure, se trouvent à *l'Institut hygiénique* et chez Codant, rue de l'Ancienne-Comédie, 27, à Paris.

ENGELURES ULCÉRÉES.

Le traitement des engelures ulcérées varie selon l'étendue, la profondeur et la constitution du sujet. — La première indication est de garantir la peau ulcérée du contact de l'air et de garder le repos, si c'est aux pieds. On pansera l'ulcération, matin et soir, avec un linge fin et mieux des plumasseaux de charpie enduits d'un cérat dont suit la formule :

Pommade contre les Engelures ulcérées.

Feuilles de Jusquiame. . .	de chaque 1/2 poignée
— de pomme épineuse.	
— de sureau. . . .	
— de douce amère. .	
Axonge fraîche.	500 grammes.

Faites cuire jusqu'à consomption d'humidité et passez à travers une étamine, puis mettez dans des pots où le refroidissement amènera la consistance du cérat.

Avant chaque pansement on pourra faire

des lotions sur les parties ulcérées avec l'eau végéto-minérale étendue. S'il arrivait que l'on fut obligé d'appliquer des cataplasmes pour calmer la violence des douleurs, on recommande de les appliquer froids

Lorsque le fond des ulcérations devient grisâtre on fongueux, il devient nécessaire de les toucher avec le beurre d'antimoine ou le nitrate d'argent fondu.

Il est prudent de mettre le sujet au régime quand les ulcérations restent stationnaires ou s'élargissent au lieu de diminuer. Le régime consiste à modérer la quantité d'aliments et à s'abstenir de tout mêt irritant ou indigeste, de même que de toute boisson excitante.

S'il se présentait des symptômes d'embarras gastrique, il conviendrait de mettre le sujet à l'usage d'une infusion de chicorée, pendant quelques jours et lui administrer ensuite un léger vomitif. Enfin, si les engelures coexistaient avec une maladie interne qui put en retarder la guérison, il serait urgent de traiter cette maladie en même temps.

De tous les accidents qui peuvent compliquer les engelures ulcérées, il n'en est point de plus à redouter que la gangrène. On reconnait la gangrène aux signes suivants : — La partie qui était d'un rouge vif, devient blafarde, brune ; la chaleur s'éteint, la sensibilité disparaît ; l'ulcération devient livide, et bientôt se recouvre d'une croûte noirâtre, nommée escharre, qui annonce que tout principe de vie s'est éteint en cet endroit.

Le traitement, dans le cas de gangrène, doit être modifié selon la constitution et l'état du malade. On administre à l'intérieur des potions toniques, on lave la partie gangrenée avec de l'eau chlorurée, puis on la saupoudre avec un mélange de charbon et de quinquina en poudre. On se sert ensuite de cataplasmes pour détacher l'escarrhe et d'onguent styrax pour favoriser la suppuration et raviver la plaie. Mais ces indications sont encore imparfaites ; le plus court et le meilleur parti à prendre lorsque l'engelure ulcérée est menacée de gangrène, est de se confier aux soins éclairés d'un médecin qui, seul, est compétent dans la question qui nous occupe. La gangrène est un ennemi terrible, on ne saurait trop tôt l'arrêter.

PROGRAMME
DES PRODUITS
DE
L'INSTITUT HYGIÉNIQUE
ET CALLIDERMIQUE.

Dépôt à Paris, chez CODANT, *rue de l'Ancienne-Comédie*, 27.

Les soins hygiéniques réclamés par la peau et le cuir chevelu, méritent une attention spéciale. La peau est celui de nos organes qui offre une plus grande étendue et, par conséquent, le plus de prise aux influences étrangères extérieures. Un léger trouble dans ses fonctions altère sa beauté et souvent la santé. Dès lors il est facile de comprendre combien il importe de la soustraire aux influences pernicieuses des mauvais cosmétiques.

On admet, sans objection, que toute préparation *philodermique*, ou amie de la peau, exige de son inventeur des soins particuliers, et les personnes intelligentes n'ignorent pas qne l'efficacité des meilleures recettes est subordonnée à certaines dispositions de l'organe cutané, dont l'étude ne peut être convenablement faite que par des hommes spéciaux, c'est-à-dire initiés aux sciences physiologiques et médicales. Or, l'*Institut hygiénique* offre ces deux garanties. Ses proquits sont préparés selon l'art, et il en assure le succès en dirigeant leur mode d'application. En un mot, l'*Institut hygiénique* s'occupe de toutes les questions relatives à l'entretien et au perfectionnement de la beauté, ct il indique les moyens les plus propres à corriger ou à détruire les imperfections de l'enveloppe cutanée.

PRODUITS HYGIÉNIQUES POUR LES CHEVEUX.

POMMADE TRIKOGÈNE.	les deux
RÉGÉNÉRATEUR DES CHEVEUX.	6 fr.

Ces deux produits bien appliqués possèdent une puissance régénératrice incontestable.

POMMADE SOUVERAINE CONTRE LA CHUTE. Pour les cuirs chevelus secs. 2 fr. 50 c.

LOTION DÉTERSIVE CONTRE LA CHUTE. Pour les cuirs chevelus gras. 2 fr.

POMMADE TRIKOPHILE (amie des cheveux), infiniment supérieure à toutes les pommades. 2 fr.

BRILLANTINE. Nouveau fixateur ; maintient, fixe les bandeaux, sans les agglutiner et leur donne des reflets soyeux. 2 fr.

SAVON LIQUIDE, pour dégraisser les cheveux. 1 fr. 25 c.

TEINTURE HYGIÉNIQUE, pour teindre les cheveux selon leur couleur et nuance primitives; garantie pour ne pas altérer la substance des cheveux, ainsi que le font toutes les autres teintures. La perfection de ses résultats est si notable, qu'elle est désormais regardée comme le procédé par excellence. Se trouve aussi chez Paris, passage Choiseul, 25. 10 et 12 fr.

—

PRODUITS HYGIÉNIQUES POUR LA PEAU.

CRÈME-NEIGE, pour nourrir la peau, l'adoucir et la purger de toute irritation. Supérieure à tous les coldcream. 2 fr.

LAIT D'HÉBÉ, pour rafraîchir la peau et remplacer les vinaigres de toilette qui la dessèchent et la rendent luisante.

EAU CONTRE LES FARINES DU VISAGE. 2 f.

EAU CONTRE LES TANNES DU VISAGE. 2 fr.

EAU CHIMIQUE CONTRE LE LENTIGO ou taches de rousseur ; se combine avec la tache et la détruit. 3 fr.

EAU CALLIDERMIQUE, pour blanchir les peaux hâlées. 2 fr.

SAVON CHIMIQUE, pour polir et satiner la peau. 1 fr.

SAVON DERMOPHILE, supérieur à tous les savons connus, nettoie parfaitement la peau sans l'irriter. Se trouve chez Pinaud, rue St-Martin. 75 c.

PATE CALLIDERMIQUE, bien supérieure à toutes les pâtes connues; nettoie, adoucit et blanchit la peau. 1 et 2 fr.

EAU DOLORIFUGE arrête *subito* la douleur et déterge la carie. 2 fr:

EAU PHILODONTINE, supérieure à celle de Botot. 2 fr. 50 c.

POUDRE DENTIFRICE sans acide, raffermit les gencives, blanchit l'émail, et s'oppose à la formation du tartre dentaire 1 fr.

POUDRE DÉPILATOIRE sans arsenic. Enlève parfaitement le poil sans altérer la peau. 2 fr. 50 c.

POMMADE EPROUVÉE CONTRE LES ENGELURES. 2 fr.

MIXTURE CONTRE LES ÉPHÉLIDES du cuir chevelu. 2 fr.

EAU ANTIPELLICULAIRE, pour débarrasser les cheveux gras des pellicules qui les ternissent. 1 fr. 50 c.

BAIN LACTÉ, GÉLATINEUX ET AROMATIQUE, pour blanchir, adoucir et tonifier la peau. 1 fr. 25 c.

Nota. — Une instruction accompagne chaque produit, et l'Institut hygiénique donne des consultations spéciales pour en diriger l'emploi.

TABLE

DES MATIÈRES.

CHAPITRE Ier.

CHAPITRE II.

CHAPITRE III.

CHAPITRE IV.

CHAPITRE V.

CHAPITRE VI.

CHAPITRE VII.

CHAPITRE VIII.

CHAPITRE IX.

CHAPITRE X.

CHAPITRE XI.

CHAPITRE XII.

FIN DE LA TABLE.

Imprimé chez Auguste Veysset, à Clermont-Ferrand.

ENCYCLOPÉDIE HYGIÉNIQUE

DE

LA BEAUTÉ.

Par A. Debay.

Chez GARNIER frères, éditeurs, Palais-National.

Il est des hommes qui se lancent à la poursuite d'une idée, qui la saisissent, la dissèquent et la font passer au creuset de l'expérience pour en extraire tout ce qu'elle a d'utile et de précieux. M. A. Debay est un de ces hommes. L'idée qu'il poursuivait depuis long-temps était le *perfectionnement de la beauté humaine*, que les excès de la civilisation ont passablement dégradée. Ses études, ses travaux, ses efforts, constamment dirigés vers le même but, ont été couronnés de succès. Dans une série de petits volumes, rédigés avec élégance et enrichis d'aperçus nouveaux qui en rendent la lecture aussi attrayante qu'instructive, l'auteur a prouvé qu'il savait en rendre la science facile aux gens du monde, éclairant ses horizons et semant de fleurs son sol aride. L'empressement avec lequel on lit ces petits traités d'hygiène fait espérer que les préceptes de cette science se populariseront dans les classes intelligentes de la société, et que les femmes seront désormais parfaitement instruites des soins que réclament leur santé et leur beauté.

Voici l'analyse sommaire des intéressants ouvrages qui composent cette collection.

HYGIÈNE

DES CHEVEUX ET DE LA BARBE,

Basée sur de récentes découvertes physiologiques et médicales,

Indiquant les meilleures formules pour conserver la chevelure, arrêter la chute, retarder le grisonnement, régénérer les cheveux perdus depuis longtemps, et combattre, enfin, toutes les affections du cuir chevelu.

Cet ouvrage est le traité le plus complet qui ait été publié sur l'anatomie, la physiologie et l'hygiène du cuir chevelu et des cheveux. Toutes les imperfections et maladies du système pileux y sont décrites avec une clarté, une précision, des plus remarquables, et les moyens de guérison, jusqu'ici incertains, y sont démontrés par la pratique. Les chapitres *Régénération des cheveux et Teinture pileuse* sont traités avec détails, de telle sorte que le lecteur s'y prémunit contre bien des déceptions. Le chapitre *Mélanogénésie* est des plus curieux, et mérite lecture; enfin, tout est intéressant dans ce livre, que nous n'hésitons pas à regarder, non-seulement comme très-utile aux têtes chauves et grisonnantes, mais comme indispensable aux personnes qui désirent s'éclairer sur les soins hygiéniques à donner à leurs cheveux. Les coiffeurs y puiseront des enseignements utiles au perfectionnement de leur art.

HYGIÈNE
DU VISAGE ET DE LA PEAU.

Cet ouvrage renferme tout ce que l'art et la science ont récemment découvert de plus efficace pour redresser les traits disgracieux, combattre les imperfections de tissu et de couleur, pour donner à la peau ce coloris velouté et cette fraîcheur qui en font les charmes. Ainsi, les nez tortus, écachés, les grosses lèvres, les yeux rouges, larmoyants, lippitudineux, les nombreuses difformités des joues, du menton, des oreilles, y trouvent d'excellents correctifs. La hideuse famille des dartres, couperoses, boutons de toute espèce, les signes, envies, rugosités, gerçures, *tannes* ou concrétions sébacées, les taches de rousseur, contre lesquelles ont échoué jusqu'ici tous les efforts de l'art, les rides précoces, désespoir des jolies femmes, y sont traités et guéris par des moyens d'une rare simplicité.

En résumé, cet ouvrage est un *Formulaire complet de la beauté*; le lecteur, éclairé sur les fonctions et l'hygiène de la peau, se tient désormais en garde contre cette foule de produits dangereux que débitent les charlatans sous le nom de cosmétiques.

HYGIÈNE

Des Mains et des Pieds,

DE LA POITRINE

ET

DE LA TAILLE.

D'après l'opinion de nos illustrations scientifiques et littéraires, cet ouvrage est l'un des plus utiles qui ont paru depuis long-temps. En effet, à la grâce du style il joint des enseignements de première importance : les contusions, blessures, piqûres, verrues, cors, engelures ; les vices de forme et de direction, les sueurs immodérées des pieds, des aisselles, et généralement toutes les imperfections et maladies de ces organes, y trouvent un correctif, un remède aussi simple que sûr. —Un chapitre entier a été consacré au corset ; il contient des vérités incontestables sur les tristes effets de ce vêtement relatifs à la santé et à la beauté des organes pectoraux. Enfin, cet intéressant traité d'hygiène renferme des préceptes d'*esthétique*, d'*orthopédie* et de *thérapeutique* d'une efficacité reconnue pour embellir ou remédier à toutes les affections et imperfections des pieds, des mains, de la taille, des épaules et de la poitrine. Nous ne saurions trop engager les femmes à consulter cet excellent ouvrage, où elles trouveront tout ce qu'elles désirent.

HYGIÈNE ET PERFECTIONNEMENT

DE LA

BEAUTÉ HUMAINE,

Après avoir fouillé dans l'histoire des peuples anciens et dans les annales de la science, pour en extraire ce qu'elles contenaient de meilleur sur l'hygiène publique et privée; après avoir analysé, expérimenté les découvertes modernes à ce sujet, M. A. Debay a produit une œuvre d'une haute utilité. D'abord, il traite de la beauté humaine au point de vue de l'art et de la science; il enseigne les moyens de combattre les vices de constitution qui abâtardisssent l'espèce, à réprimer les directions vicieuses des membres, et à les ramener à leurs lignes normales. Dans une nouvelle *classification des aliments*, de la plus haute importance, il démontre qu'on peut facilement dégraisser les sujets obèses, en supprimant les sucs nutritifs à tel tissu de l'organisme, et qu'il est aussi facile d'engraisser les personnes maigres par un choix d'aliments spéciaux. Enfin, il donne les moyens de métamorphoser les constitutions débiles, scrofuleuses, rachitiques, chlorotiques, etc., et de diminuer le nombre si grand des êtres difformes. Les chapitres *Alimentation*, *Orthopédie*, *Gymnastique*, *Hygiène des sens et des formes*, porteront une vive lumière dans l'esprit des lecteurs. Nous faisons des vœux pour que cet ouvrage se trouve dans les mains du plus grand nombre, et nous croyons fermement que si la pratique des préceptes qu'il contient se popularisait en France, notre nation, qui passe pour la plus aimable des nations du globe, pourrait encore en devenir la plus belle.

HYGIÈNE
DE LA VOIX.

Il existe un grand nombre d'ouvrages sur la voix, mais tous imparfaits. Les uns ne traitent que la question purement scientifique, les autres que la question artistique. Il s'agissait de composer un ouvrage où ces deux questions fussent traitées laconiquement et surtout clairement, de manière à être comprises des gens du monde ; c'est ce que vient de faire M. A. Debay. Son *Hygiène de la voix*, rédigée avec élégance et concision, comprend la physiologie des organes de la voix, l'émission pure du son, le langage parlé, la déclamation, le chant, des préceptes de vocalise, etc., etc., les *cacomuthies*, ou vices de prononciation, les imperfections de la voix chantée et les moyens de les combattre. Enfin, ce livre, enrichi d'aperçus nouveaux sur le mécanisme et l'appareil vocal, se termine par des considérations chorégraphiques, et par l'hygiène des mouvements, gestes, attitudes, poses, etc., comme concourant à l'ensemble de la beauté humaine.

HYGIÈNE
DU MARIAGE.
PHILOSOPHIE DU MARIAGE.

Deux ouvrages des plus curieux et des plus utiles, où se trouvent les questions relatives au physique et au moral de l'homme et de la femme, à la santé des époux, à la force et à la beauté de leur progéniture. Deux éditions, épuisées en peu de temps, témoignent du puissant intérêt qu'inspirent ces questions.

HISTOIRE
DES PARFUMS ET DES FLEURS,

De leurs diverses influences sur l'économie humaine, et de leur usage dans la toilette des femmes comme auxiliaires de la beauté.

PAR A. DEBAY.

L'éditeur Garnier vient de faire paraître la deuxième édition de ce charmant ouvrage, qui convient à tous les âges et à toutes les conditions : poètes, artistes, hommes, femmes et jeunes filles y trouveront des lectures aussi variées, aussi agréables qu'intéressantes et instructives.

Ce volume, écrit avec élégance, résume en trois cents pages, tout ce qu'on peut savoir sur les parfums et les fleurs. Non-seulement il vous initie aux chastes amours des fleurs, à leurs étonnantes métamorphoses, à leur mystérieuse reproduction, mais il vous fait connaître encore, au moyen de la forme et de la couleur, leurs propriétés nuisibles ou utiles.

L'auteur vous donne la description de ces fameux jardins de *Babylone*, dont les immeuses travaux de construction tiennent du prodige, de là, il vous transporte au jardin des *Hespérides*, si célèbre par ses pommes d'or. Il vous ouvre ensuite les *jardins d'Epicure*, à Athènes, et ceux de *Laïs*, à Corinthe; puis il vous promène dans ceux de *Lucullus* et de *Poppée*, à Rome, jardins splendides qu'enrichissaient les dépouilles du monde entier. Enfin une magnifique opposition des jardins symétriques ou *français*, aux jardins irréguliers ou *anglais*, termine ce brillant chapitre.

La végétation antédiluviennne ou gigantesque la végétation microscopique ou invisible, le langage des fleurs et des couleurs, l'horloge et le calendrier de Flore; tous les phénomènes les plus curieux, les plus extraordinaires du régne végétal sont exposés avec un talent remarquable dans cet ouvrage, qu'on peut comparer à une jolie corbeille remplie de parfums et de fleurs où tous les goûts trouvent à se satisfaire.

HISTOIRE
DES MÉTAMORPHOSES HUMAINES
ET DES MONSTRUOSITÉS, etc.

Cet ouvrage, à l'usage des gens du monde, est des plus curieux; il amuse et instruit, deux qualités essentielles pour tout lecteur. Dabord la formation du monde au point de vue géologique; ensuite l'homme tel qu'il dut être à l'époque de son apparition sur le globe terrestre. Puis la famille humaine se multipliant, pullulant; ses migrations successives dans les diverses contrées; Enfin, la division de l'espèce humaine en races et leurs subdivisions. — D'un autre côté les dégradations de l'homme, selon les climats, les mœurs, les maladies, etc., d'où les vices, les imperfections héréditaires, les monstruosités. La partie descriptive de ce dernier article relate des exemples extraordinaires et presque fabuleux. *Hermaphrodites*, *hommes sauvages*, *satyres*, *amphibies*, *géants*, *hercules*, *nains*, *etc.*, enfin tout ce que la nature humaine peut offrir d'anormal et de bizarre, d'étrange et de phénoménal.

Un chapitre a été consacré à l'histoire physiologique de la génération et à l'explication de ses mystéres. Le lecteur est initié aux secrets de la procréation humaine et aux diverses évolutions de l'œuf. Vient ensuite une excellente dissertation sur les âges, les tempéraments et l'union des deux sexes pour la perpétuation de l'espèce : le *mariage*. Ici les conseils sont sages et les enseignements profonds, et s'ils peuvent influer sur la masse des lecteurs ce sera un bienfait pour l'humanité.

En résumé, l'*histoire des métamorphoses humaines* est de nature à piquer la curiosité de tout lecteur, par l'originalité de sa composition ; il sera agréablement surpris d'avoir fait, en s'amusant, un petit cours de physiologie, d'anthropologie et d'hygiène dont l'application est si utile dans la vie.

Imprimé chez Auguste Veysset, à Clermont-Ferrand.